Durgadas Mandal
Pradip Sarkar

Regulação da fertilidade com a hormona libertadora de gonadotropina em búfalas

Durgadas Mandal
Pradip Sarkar

Regulação da fertilidade com a hormona libertadora de gonadotropina em búfalas

ScienciaScripts

Cover image: www.ingimage.com

This book is a translation from the original published under ISBN 978-3-330-32838-9.

Publisher:
Sciencia Scripts
is a trademark of
Dodo Books Indian Ocean Ltd. and OmniScriptum S.R.L publishing group

120 High Road, East Finchley, London, N2 9ED, United Kingdom
Str. Armeneasca 28/1, office 1, Chisinau MD-2012, Republic of Moldova, Europe
Printed at: see last page
ISBN: 978-620-7-49381-4

Dedicado a ...

Os meus queridos pais

Abreviatura

AI	Artificial Insemination
CL	Corpus luteum
CR	Conception rate
FSH	Follicle stimulating hormone
Fig.	Figure
FWDF	First wave dominant follicle
GnRH	Gonadotropin releasing hormone
IGF-1	Insulin like growth factor-I
hr.	Hour
i.m.	Intramuscular
IU	International unit
i.v.	Intravenous
kg	Kilogram
LH	Luteinizing hormone
mg	Miligram
ml	Millilitre
μg	Microgram
Min.	Minutes
ng	Nanogram
P_4	Progesterone
PG	Prostaglandin
PR	Pregnancy rate
$PGF_2\alpha$	Prostaglandin F_2 alpha
RB	Repeat breeder
S.C.	Subcutaneous
SPC	Services per conception
Vs	Verses

Conteúdo

CAPÍTULO 1

INTRODUÇÃO

Os animais de criação, principalmente o gado bovino e os búfalos, são a base da vida rural e contribuem substancialmente para o crescimento da economia do país. Nas zonas rurais, cerca de 73,5% das famílias possuem gado (Ranjhan, 1999), que se tornou parte da sua vida em termos de rendimento e emprego. Diz-se que o búfalo é mais produtivo do que uma vaca normal devido a uma maior percentagem de gordura do leite, a uma melhor tolerância ao calor em clima quente e húmido, a uma melhor capacidade de conversão alimentar e à resistência a doenças. Os búfalos indianos representam cerca de 92 milhões (FAO, 1998), ou seja, quase 56% do total da população mundial de búfalos, que é cerca de 30% do total da população bovina indiana, mas a sua contribuição é mais de metade do total de leite produzido no país. O búfalo médio foi considerado quatro vezes mais produtivo do que a vaca indígena (Sunderason, 1978).

É importante do ponto de vista económico conseguir um intervalo entre o parto e a conceção baixo, reproduzindo as fêmeas o mais rapidamente possível após o parto. Vários factores, incluindo a deteção incorrecta do cio, o momento da inseminação, o atraso na ovulação, a anovulação e a ocorrência assíncrona de estro, causam uma baixa conceção na primeira inseminação e na inseminação subsequente após o parto. A baixa taxa de conceção na primeira ou segunda cobrição é um problema importante responsável pelo aumento da idade ao primeiro parto e pelo prolongamento do período de cobrição. Além disso, um intervalo entre partos mais longo é uma caraterística das búfalas, o que reduz a produção de leite durante a vida e a produção total de leite. Consequentemente, aumenta o intervalo entre gerações, resultando numa redução do ganho genético.

Com o advento da inseminação artificial (IA), a manipulação reprodutiva tem sido possível para explorar germoplasma geneticamente superior, o que, por sua vez, se tornou uma grande preocupação para aumentar a superioridade genética do nosso gado indígena. Apesar disso, a taxa de conceção (CR) em búfalos não tem sido superior a 35 a 40% em manadas organizadas, o que é ainda menor nas zonas rurais. Nas vacas, o sinal mais útil utilizado pelos produtores de leite para diagnosticar uma fêmea em estro (Williamson *et al.*, 1972) é "estar de pé para ser montada", o que é quase inexistente nas búfalas. Isto leva a que o cio ocorra no momento errado, o que é um fator de baixa eficiência reprodutiva nas búfalas.

Danell (1988) relatou que a maioria das búfalas ovula de 12 a 24 horas após o início do estro. Na vaca, a taxa de fertilização flutua em torno de 90%, mas a taxa de parto varia de 50 a 60% após a IA. Assim, as perdas embrionárias e fetais são responsáveis por cerca de 75% de todos os óbitos reprodutivos, que ocorrem principalmente dentro de 20 dias após a fertilização (Peters, 1996). A percentagem pode ser ainda maior nos búfalos.

Os búfalos caracterizam-se por um padrão sazonal marcado de reprodução. Os búfalos são mais sensíveis à radiação solar direta e à temperatura ambiente elevada do que os bovinos. Isto pode dever-se ao facto de a cor escura do seu corpo absorver mais calor quando são expostos à luz solar durante a parte mais quente do dia. Um nível mais elevado de prolactina associado a uma temperatura ambiente elevada pode ser uma razão para suprimir o eixo hipotálamo-hipófise-gonadal para a secreção e ação da gonadotrofina. Também se observou que a concentração mais baixa de progesterona plasmática durante o verão afecta a sobrevivência do embrião em búfalas (Rao e Pandey, 1982).

Uma proporção significativa da mortalidade embrionária em bovinos tem sido atribuída ao funcionamento inadequado do corpo lúteo (CL) (Kimura *et al.*, 1987). As anomalias nas funções do CL podem ter origem na fase inicial de maturação do folículo e/ou no intervalo pré-ovulatório imediato (Dizerega e Hodgon, 1981a). Frequentemente, padrões inadequados de gonadotrofinas hipofisárias em circulação durante a fase pré-ovulatória conduzem a anomalias nos folículos em desenvolvimento (Dizerega e Hodgon, 1981b) e à incapacidade de as células da granulosa se luteinizarem corretamente (Wilks *et al.*, 1976), o que pode limitar a função luteal e a fertilidade dos animais de criação. Além disso, a formação tardia de CL pode ser a razão para uma libertação inadequada de LH que resulta numa menor sobrevivência embrionária (Kimura *et al.*, 1987). Várias preparações hormonais, tais como a hormona libertadora de gonadotrofinas (GnRH), a gonadotrofina coriónica humana (hCG) e a progesterona, têm sido utilizadas para melhorar a eficiência reprodutiva em vacas normais e de reprodução repetida, quer induzindo a ovulação atempada e/ou reduzindo a mortalidade embrionária (Peters, 1996). A gonadotrofina coriónica humana (hCG) tem sido utilizada em vacas no sétimo dia após a inseminação para melhorar a RC através da redução da mortalidade embrionária, talvez devido ao aumento da secreção de progesterona dos corpos lúteos acessórios (Rajamahendran e Sianangama, 1992). No entanto, a maioria das informações acima não existe em búfalas.

Vários investigadores tentaram melhorar/aumentar a fertilidade das vacas através da administração de GnRH e/ou dos seus análogos/agonistas no momento do estro, da inseminação ou após a inseminação. A injeção de GnRH antes da inseminação modifica a função dos folículos pré e pós ovulatórios, assegurando assim a ovulação (Thatcher *et al.*, 1989). Também ajuda na formação de uma qualidade bastante boa de células luteais maiores, o que resulta num aumento do nível de progesterona (Mee *et al.*, 1993) e num aumento da RC em vacas de reprodução repetida (Stevenson *et al.*, 1990; Mee *et al.*, 1993). No entanto, a injeção de GnRH após a inseminação durante a fase lútea média do ciclo éstrico melhora o RC (Macmillan *et al.*, 1986; Bentle e Humke, 1967), quer estimulando a função lútea através da alteração folicular (Thatcher *et al.*, 1993), quer através da formação de corpos lúteos acessórios.

Na tentativa de aumentar a taxa de prenhez, a GnRH tem sido administrada em vacas antes da IA (Bhosrekar *et al.*, 1986), no momento da IA (Schels e Mostafawi, 1978; Nakao *et al.*, 1983; Vamerzani *et al.*, 1997), durante o período de metoestro (Schmitt *et al.*, 1993; Schmitt *et al.*, 1996c) e durante o meio do ciclo após a IA (Thibier *et al.*, 1985; Drew e Peters, 1994; Foot e Riek, 1999) com resultados variáveis. No entanto, a literatura disponível revela pouca informação sobre a utilização da GnRH ou dos seus agonistas para melhorar a eficiência reprodutiva das búfalas.

Tendo em conta estes factos, o presente estudo foi, por conseguinte, concebido com os seguintes objectivos

1. Estudar o efeito do tratamento com GnRH na melhoria da taxa de conceção em búfalas.
2. Estudar as alterações da progesterona e a sua relação com a taxa de conceção.

CAPÍTULO 2

REVISÃO DA LITERATURA

A regulação da função reprodutiva é um sistema muito complexo que é influenciado por muitos factores hormonais e não hormonais, juntamente com o eixo hipotálamo-hipófise-gonadal. A GnRH tem um papel central neste sistema regulador. A libertação tónica e fásica de GnRH a partir do hipotálamo determina o padrão básico das funções reprodutivas.

O autocontrolo ovárico desempenha um papel importante através de um mecanismo de feedback negativo e positivo na libertação da hormona libertadora de gonadotrofinas endógena (GnRH), das gonadotrofinas (FSH e LH) e das hormonas gonadais (estrogénio e progesterona) durante o ciclo éstrico. O corpo lúteo (CL) é uma glândula endócrina temporária com uma duração de vida de aproximadamente 14 dias nos bovinos e búfalos, exceto quando ocorre uma gravidez. A função mais importante do CL é a secreção de progesterona, que é essencial para a manutenção da gravidez precoce em todas as espécies. A disfunção luteal é caracterizada por uma concentração inadequada de progesterona periférica. As possíveis causas da disfunção lútea são a foliculogénese anormal (Balasch, 1987), o momento inadequado do pico pré-ovulatório de LH (Maurer e Rippel, 1972), a assincronia hormonal no período perioestro (Gustafsson *et al.*, 1986), o atraso na ovulação e a falta de apoio de LH durante a fase lútea (Baird, 1992).

A maioria das vacas que não conseguem manter a gestação tendem a ter uma baixa concentração de progesterona na fase lútea inicial e média do ciclo estral (Bulman e Lamming, 1978), o que pode ser uma razão para a mortalidade embrionária precoce. Nestes animais, o CL pode não estar a funcionar de forma óptima, causando perdas substanciais na reprodução. Como medida para corrigir esta falha reprodutiva, a GnRH tem sido administrada em várias fases do ciclo estral.

2.1 GnRH

A GnRH ocupa um papel central na função reprodutiva dos mamíferos. A GnRH é um neuropeptídeo que é libertado de forma sincronizada e pulsátil a partir de neurónios que terminam na eminência medial-basal-hipotálamo-mediana, uma área banhada pelo sistema hipotálamo-hipofisário-portal. A GnRH move-se para os vasos portais e é entregue às células gonadotróficas na glândula pituitária anterior. Nas células gonadotróficas, a GnRH liga-se a receptores específicos da superfície celular e, em seguida, desencadeia uma sequência de acontecimentos que inclui a ligação da GnRH a receptores específicos da superfície celular e, em seguida, desencadeia uma sequência de acontecimentos que inclui a microagregação e a internalização dos receptores da GnRH, a ativação e a via de transdução de sinais de segundos mensageiros, a libertação de FSH e LH e a síntese de FSH e LH (Docchio *et al.*, 2000).

Duas características distintivas dos agonistas da GnRH, em comparação com a sequência natural da GnRH, são o facto de os agonistas terem uma maior afinidade pelos receptores da GnRH e uma semi-vida mais longa em circulação (Karten e River, 1986). Estas propriedades dos agonistas da GnRH permitem-lhes ser utilizados em doses substancialmente mais baixas do que as sequências naturais de GnRH.

2.1.1 . Efeito da GnRH no início do pós-parto

Para vários objectivos experimentais e clínicos, a GnRH tem sido administrada no período pós-parto precoce. A administração de GnRH em vários momentos durante o período pós-parto precoce, entre 3 e 40 dias pós-parto, indicou que a secreção de LH induzida por GnRH foi essencialmente restaurada até 10 dias pós-parto em vacas leiteiras em lactação (Fernandes *et al.*, 1976).

A remoção dos efeitos inibitórios da gravidez e o recrudescimento da resposta hipofisária da secreção de LH induzida pela GnRH nesta altura é consistente com a ocorrência precoce de atividade folicular ovárica pós-parto. A partir de 14 dias

pós-parto, a administração de GnRH induziu a ovulação e a atividade cíclica (Britt *et al.*, 1974). A injeção de 250 ^g de GnRH 2 semanas após o parto resultou num melhor intervalo entre o parto e a conceção (81 vs 96 dias), melhor RC no primeiro serviço (74,5 vs 56,0%), melhor RC global (70,6 vs 51,1%) e um menor número de serviços por conceção (1,23 vs 1,74) do que no controlo (Nash *et al.*, 1980). Do mesmo modo, Mori *et al.* (1988) observaram um aumento significativo do RC nos 10th e 12th dias pós-parto em vacas tratadas com GnRH.

Aboul-ela e El-Keraby (1986) injectaram uma injeção i.m. de 100^g de análogo de

GnRH no 15º dia pós-parto em vacas. Relataram que a involução uterina se completou mais cedo; a primeira ovulação ocorreu cerca de 5 dias mais cedo e a conceção cerca de 21 dias mais cedo nas vacas tratadas com GnRH do que no controlo.

Foot e Riek (1999) injectaram 100 ^g de GnRH aos 13 ou 14 dias pós-parto e concluíram que o tratamento de vacas normais com GnRH não teve efeitos significativos no primeiro estro ou no primeiro ciclo estral pós-parto e nos dias abertos.

2.1.2 Efeito da GnRH no estro/AI

A GnRH, quando injectada no estro/AI, aumenta o pico de LH da pituitária anterior que, por sua vez, sincroniza o desenvolvimento folicular e modifica a função dos folículos pré e pós-vulatórios, assegurando assim a ovulação (Thatcher *et al.*, 1989). Isto pode ser conseguido provocando a ovulação de um folículo maduro (seguido do recrutamento de uma nova vaga de folículos).

Vacas

A administração de 1mg de GnRH no momento da inseminação melhorou o RC em 138 vacas alemãs de raça preta e 140 da mesma raça como controlo não tratado. A RC no primeiro serviço foi de 81,2% em comparação com 6,9% no controlo.

controlo. Foi encontrada uma grande diferença no RC no intervalo entre o parto e a inseminação de 4 a 6 semanas entre vacas de controlo tratadas e não tratadas (Grunert *et al.*, 197). O efeito da GnRH no RC também foi estudado (Phatak *et al.*, 1986) e obteve-se um RC mais elevado nas vacas tratadas com GnRH (47%) do que nas vacas de controlo (37,7%).

Schels e Mostafawi (1978) injectaram 0,125 mg de GnRH em 109 vacas no momento da primeira cobrição e registaram uma melhoria de 9,2% na taxa de prenhez à primeira cobrição, uma melhoria de 8,3% na taxa total de prenhez e uma redução de 1,49 para 1,39 cobrições por conceção. Moller e Fielden (1981) também observaram um resultado semelhante (taxa de gravidez 9,3% mais elevada na primeira IA) numa experiência em que 291 vacas foram injectadas com 2,5 ml de solução Receptal (10^g Buserelin) i.m. 0 a 6 horas antes da inseminação.

Nakao *et al.* (1983) registaram uma melhoria da taxa de gravidez. Injectaram um análogo da GnRH (Fertirelin, 100^g) e solução salina normal i.m. em 605 e 584 vacas pós-parto, respetivamente, na altura da primeira inseminação. A taxa de gravidez foi de 57,2% nos animais tratados com GnRH e de 49,7% nos animais de controlo. O tratamento com GnRH foi significativamente eficaz, especialmente nas vacas na primeira ou terceira lactação e também quando o intervalo pós-parto foi de 101 dias ou mais.

Noutra experiência, de 3502 vacas, 674 foram injectadas com 250µg de GnRH i.m. na primeira cobrição, enquanto as restantes vacas foram consideradas como controlo sem tratamento, a taxa de gravidez aumentou de 54,1 para 58,8% no grupo tratado com GnRH, em comparação com o controlo (Anderson e Malmo, 1985).

Archbald *et al.* (1993) efectuaram um estudo comparativo de uma injeção de GnRH antes ou durante a inseminação. Não se verificou qualquer efeito sobre a PR quando a GnRH foi administrada antes ou durante a inseminação, mas as vacas inseminadas após a observação do estro tiveram uma PR mais elevada do que as vacas inseminadas com base na leitura de um detetor de calor ativado. Da mesma forma, Ryan *et al.* (1994) também sugeriram que a administração de GnRH na altura da inseminação não aumentou a PR na primeira ou na segunda cobrição, mas o intervalo médio de repetição foi aumentado.

Bostedt *et al.* (1995) injectaram Buserelina 30 min. antes da inseminação em 218 vacas, enquanto 117 eram controlo não tratado. As taxas de conceção foram de 70,6% no grupo tratado com Buserelina e de 61,5% no grupo de controlo, respetivamente (aumento de 9,1% no RC). Além disso, Ullah *et al.* (1996), injectaram 100µg de GnRH na altura do cio em vacas durante condições de stress térmico em estro sincronizado com $PGF_{2\alpha}$. O RC à primeira IA foi 10,9% maior nas vacas tratadas do que no controlo não tratado.

Vamerzani *et al.* (1997) administraram aleatoriamente 2ml de Receptal i.m. uma hora após a inseminação. A ovulação e a gravidez foram confirmadas por via per-rectal no dia 10 e entre 45 e 60 dias, respetivamente. A terapia com GnRH aumentou a RC, mas não foi significativa. No grupo tratado, a taxa de gravidez foi mais elevada no grupo etário dos 2-4 anos.

Búfalos

El-Ghandour *et al.* (1982) e Aboul-Ela *et al.* (1983) referiram que a injeção de GnRH no momento da inseminação induz a libertação de LH e FSH endógenas em búfalas. Num total de 352, 176 vacas búfalas foram tratadas com 2,5 ml de Receptal imediatamente após a inseminação e as restantes 176 não receberam qualquer tratamento. A taxa de gravidez das búfalas tratadas foi de 53,4%, enquanto que no controlo foi de 32,33% (Rao e Rao, 1984).

Barkawi e Aboul-Ela (1987) administraram 10^g de Receptal i.m. e observaram que na primeira semana após o tratamento com GnRH, todas as búfalas tratadas ovularam. O intervalo entre o tratamento e a ovulação pós-tratamento foi, em média, de 1,7±0,3 dias. A incidência de ovulação por búfala foi melhorada nos animais tratados, pois foi cerca de 1,5 vezes maior do que o valor obtido nos animais normais não tratados

búfalas em ciclo. O intervalo mais curto entre a injeção de GnRH e o primeiro aumento da progesterona sérica (>1,0ng/ml) no grupo tratado com GnRH do que no grupo de controlo indicou que a GnRH não só aumentou a ovulação como também acelerou a atividade subsequente de CL.

Zain e Nakao (1996) injectaram 10^g de acetato de Fertirelina (um análogo da GnRH, 2ml conceral) no dia da inseminação, 5 minutos após a IA, em 56 búfalas RB. A taxa de prenhez aumentou de 41,2% para 46,4% no grupo tratado com GnRH, em comparação com o grupo de controlo.

2.1.3 Efeito da GnRH durante o metoestro

Vacas

A injeção de GnRH no dia 5 ou no dia 6 do ciclo éstrico provoca a ovulação do folículo dominante da primeira onda (FWDF) com a formação de um CL induzido ou a luteinização de folículos maduros. Como resultado, a concentração plasmática de progesterona aumenta, o que apoia a função do CL e provavelmente reduz a incidência de mortalidade embrionária precoce.

Thompson *et al.* (1980) demonstraram que a administração de 250^g de GnRH no dia 7 após o estro aumentou o nível sérico de LH de 15 minutos a 3 horas após a injeção em relação ao controlo tratado com soro fisiológico.

Em animais de primeiro serviço, Macmillan *et al.* (1986) registaram uma redução no RC após tratamento com 5^g de buserelina durante a fase lútea inicial do ciclo (dia 1 a 6 após a IA) e não foi observado qualquer efeito no RC após tratamento durante o meio do ciclo (dia 7 a 10 após a IA).

Leslie *et al.* (1986) administraram 250^g de acetato de gonadoreína (análogo da GnRH) em 90 vacas Hoistein Fresian i.m. no 4th dia após a primeira cobrição

pós-parto, enquanto outras 95 vacas receberam água esterilizada. Não houve diferença significativa na taxa de prenhez no primeiro serviço para vacas tratadas com GnRH (53,3%) em comparação com o grupo tratado com solução salina (55,7%). No entanto, Gatica *et al.* (1998) registaram um aumento da taxa de prenhez quando a GnRH foi administrada no 7º dia do ciclo éstrico, em comparação com os controlos não tratados.

Um agonista da GnRH (Buserelina, 8^g), quando injetado no dia 9, provocou a ovulação de FWDF persistentes mantidos num ambiente de baixa progesterona e induziu o recrutamento de um novo folículo dominante pré-ovulatório (Schmitt *et al.*, 1996c).

Webb *et al.* (1992) e Schmitt *et al.* (1993) administraram GnRH no dia 6 e no dia 5 do ciclo estral em vacas Holstein, o que causou a ovulação do FWDF com a formação de um CL induzido. No entanto, os antigos trabalhadores não observaram qualquer diferença de peso entre os CL de ocorrência natural e os CL induzidos da mesma idade.

A administração de 8^g de buserelina i.m. ou 2000IU de hCG i.m. no dia 5 em vacas Holstein resultou num aumento do nível de progesterona no sangue durante o dia 6 ao dia 13 do ciclo estral devido a uma maior resposta para o CL induzido (Schmitt *et a.*, 1996a). Noutra experiência, injectaram 8^g de buserelina i.m. no dia 5 do ciclo estral em novilhas e observaram uma taxa de indução de 9% de CL acessório. No entanto, Rusbridge *et al.* (1992) observaram a formação de 75% de CL induzido em novilhas Holstein quando 0,5 mg de GnRH sintético foi administrado no dia 6.

Búfalos

Zain e Nakao (1996) verificaram que 100µg de acetato de Fertirelina, análogo da GnRH (2ml Conceral) não foi eficaz no aumento da taxa de gravidez de 60 vacas búfalas quando injetado 6 a 8 dias após a inseminação.

2.1.4 Efeito da GnRH durante o meio do ciclo

A injeção de GnRH no dia 11 ou no dia 12 do ciclo éstrico afecta a foliculogénese, diminuindo assim o número de folículos grandes e aumentando o número de folículos turvos nos dias 14 a 16, o que indica uma luteinização prematura. Esta pode ser uma razão provável para reduzir a mortalidade embrionária precoce através da secreção de progesterona. No entanto, Thatcher *et al.* (1989) propuseram a formação de corpos lúteos acessórios como um segundo mecanismo de ação da GnRH quando injectada no 11° ou 12° dia do ciclo éstrico.

Vacas

Numa experiência, 20 µg de GnRH (Buserelin) foram administrados i.m. no dia 13 do ciclo a 44 vacas e 37 vacas de controlo receberam uma injeção de placebo (5 ml de solução salina). A RC foi 13,3% mais elevada nas vacas tratadas (47,67%) do que nos animais de controlo (34,37%) (Bhosrekar *et al.*, 1986). Além disso, Macmillan e Thatcher (1991) avaliaram o efeito da injeção única de um análogo da GnRH (Buserelin, 10^g i.m.) aos 11 e 13 dias do ciclo na dinâmica folicular. A GnRH aumentou o número de folículos turvos e reduziu o número de folículos claros em comparação com o grupo de controlo.

Macmillan *et al.* (1986) injectaram 10^g de buserelina entre 7 e 10 dias após a primeira inseminação em vacas Friesian e Jersey e utilizaram como controlo as companheiras de rebanho não injectadas. Não encontraram qualquer efeito do tratamento no RC quando injetado durante 7 a 10 dias (64% vs 65,4%) mas aumentou durante 11 a 13 dias (72,4 vs 60,9%).

A injeção lútea média de 100 ou 200 µg de acetato de fertirelina resultou num aumento de 16% na taxa de gestação (66 e 65%), tanto em 100 como em 200 µg, em relação ao controlo (50%) (Rettmer *et al.*, 1992). O aumento do intervalo inter-estro também foi registado em ambos os casos pelos mesmos autores.

Além disso, Lajili *et al.* (1991) inseminaram 118 vacas leiteiras após o estro natural ou induzido por PGF2a. As vacas foram tratadas com 10µg de buserelina (agonista da GnRH) ou solução salina 12 a 14 dias após a IA. O tratamento com GnRH aumentou significativamente a RC das vacas inseminadas durante o estro natural em comparação com a do controlo (60 vs 44%). A RC foi em média de 62 e 40% nos grupos tratados com GnRH e no grupo de controlo, respetivamente, em vacas inseminadas durante o estro induzido. Sheldon e Dobson (1993) também observaram um aumento de 9,4% na taxa de gravidez no grupo tratado, em comparação com o controlo, quando 10µg de buserelina foram injectados no 11º dia após o estro em vacas Holstein Frísia. No entanto, Jubb *et al.* (1990) e ryan *et al.* (1994) não encontraram qualquer aumento na taxa de gravidez durante a primeira ou segunda cobrição quando o agonista da GnRH foi administrado no 11º ou 12º dia após a IA, mas aumentaram o intervalo médio de repetição em 1 dia em comparação com as vacas de controlo (21,5±0,3 vs 20,5±0,3).

Drew e Peters (1994) realizaram três ensaios de campo sobre a fertilidade de vacas leiteiras e injectaram 10µg de buserelina em três ocasiões sucessivas: no dia da IA, 10 dias após a IA e 12 dias após a IA. No primeiro e no segundo estudo, o tratamento não teve efeitos significativos na fertilidade em comparação com vacas de controlo não tratadas, mas no terceiro estudo a taxa média de gravidez na primeira inseminação foi 12% superior e a taxa média de gravidez na inseminação repetida foi 6,5% superior à das vacas de controlo.

Mann e Lamming (1995a) sugeriram que o tratamento com buserelina no dia 11 ou 13 provocou uma descida do estradiol plasmático, o que resultou numa redução da força do impulso luteolítico, aumentando as hipóteses de um embrião conseguir evitar a regressão luteal. O tratamento com GnRh em fases aleatórias do ciclo estral resultou em ovulação em 5 de 12 vacas, embora uma nova onda tenha surgido entre 3 dias antes do tratamento e 12 dias após o tratamento. O cloprostenol administrado 6 dias após o tratamento com GnRH provocou uma ovulação relativamente sincrónica, mesmo na ausência de um segundo tratamento com GnRH (Kastelic e Maphetoff, 1998).

A administração de 12µg de buserelina (3ml receptal), 12 dias após a inseminação, resultou num aumento de 19,7% na taxa de gestação através de um efeito antiluteolítico, por meio de um aumento na concentração de progesterona, durante o período crucial para o reconhecimento materno da gestação (Saratsis *et al.*, 1998). No entanto, Foot e riek (1999) referiram que o tratamento de vacas normais com GnRH não teve efeito significativo no primeiro estro pós-parto, no serviço por conceção e nos dias abertos, mas em vacas de alta produção ou com involução cervical ou uterina lenta, a GnRH teve um efeito significativo.

Numa série de estudos, Onzalez *et al.* (1999) injectaram 10^g de buserelina em vacas cíclicas normais e em vacas RB. Verificaram que a injeção de GnRH durante a fase lútea média (dias 11 a 14 dos ciclos) aumentou ligeiramente a fertilidade na primeira inseminação em vacas normais (63,25 vs 61,8%). A fertilidade das vacas RB tratadas foi 10,7% superior à das vacas de controlo (60,7 vs 50,0%).

Búfalos

Zain e Nakao (1996) efectuaram um ensaio de campo para avaliar a eficácia do tratamento com agonista da GnRH (acetato de fertirelina) no 14.º dia do ciclo éstrico para melhorar a taxa de gestação. Verificaram uma melhoria de 16,7% na taxa de gravidez das búfalas tratadas com GnRH, em comparação com o controlo.

1.1.5 Efeito da GnRH no desempenho reprodutivo de ovinos e caprinos

Um dos principais factores que limitam o desempenho reprodutivo dos animais de criação é a perda pré-implantação. Nas ovelhas, cerca de 25 a 40% dos ovos fertilizados são perdidos durante as 3 semanas de gestação, o que resulta numa redução do CR e do tamanho da ninhada (Bolet, 1986). Por conseguinte, deveria ser possível desenvolver métodos para evitar a sua perda.

Tem sido evidente que a resposta máxima à GnRH aumenta com o intervalo pós-parto e que a resposta máxima e mais precoce é alcançada em ovelhas secas do que em ovelhas em lactação (Pelletier e Thimonier, 1975). A resposta mais baixa nas ovelhas em lactação pode dever-se a uma menor produção de esteróides ováricos, em particular de estrogénios, que se sabe desempenharem um papel na sensibilização da hipófise à GnRH.

A utilização da GnRH como meio de controlo do desenvolvimento folicular foi examinada em ovinos por Findlay e Cumming (1976). Estes autores sugeriram que o aumento da taxa de ovulação se deve ao aumento do crescimento folicular causado pela libertação de FSH em resposta ao análogo da GnRH.

Quirke *et al.* (1979) referiram que, quando 50^g de GnRH eram administrados 24 horas após a remoção da esponja de progesterona, a ovulação ocorria em 44 a 46% das ovelhas no espaço de 24 horas e em todas as ovelhas às 34 horas, mas o análogo da GnRH, quando administrado 2 dias antes da remoção da esponja de progesterona, aumentava significativamente a taxa de ovulação. Quando um análogo da GnRH foi administrado 2 dias antes da remoção da esponja ou no momento da remoção da esponja, 63 e 62% das ovelhas acasaladas ficaram grávidas, respetivamente, em comparação com 70% do controlo. Mcleod *et al.* (1982) também concluíram que o pré-tratamento com progesterona tem um efeito marcante na capacidade de pequenas doses de GnRH para induzir a ovulação e a formação luteal normal em ovelhas sazonalmente anestésicas.

Vários estudos efectuados nos últimos anos referiram que o tratamento com GnRH antes e depois da inseminação melhorava a fertilidade de bovinos e ovinos. Beck *et al.* (1994) relataram o efeito de uma injeção i.m. de 4^g de GnRH sintética (Buserelin) no 12° dia pós-cobrição sobre o desempenho de ovelhas de diferentes rebanhos. O tratamento levou a um aumento significativo do tamanho da ninhada (controlo 1,44 vs Vuserelin 1,68) e do número de borregos gémeos nascidos (controlo 20 vs buserelin 40) no rebanho de um ano.

Fray *et al.* (1995) registaram dados que demonstram que uma infusão contínua de GnRH pode induzir consistentemente a ovulação em ovelhas lactantes anovulatórias pós-parto. Além disso, Zain e Mousa (1999) investigaram o efeito do tratamento com 50^g de acetato de fertirelina (análogo da GnRH) nos dias 6, 12 ou nos dias 6 e 12 após o acasalamento sobre a atividade ovárica e o desempenho reprodutivo de borregas com idades compreendidas entre os 10 e os 12 meses. A taxa de parição das borregas tratadas com acetato de fertirelina nos dias 6 e 12 (63,1 e 78,9%) durante a época de reprodução inicial ou intermédia foi superior à das tratadas com solução salina (35% e 57,9%).

Akinlosotu e Wilder (1993) administraram GnRH 24 a 48 horas após a remoção do implante de progesterona, como parte do seu tratamento de superovulação; registaram uma taxa de ovulação significativamente mais elevada na dose tratada com GnRH. Verificaram também que os embriões obtidos das cabras tratadas com GnRH se encontravam num estádio de desenvolvimento mais uniforme do que os das cabras do grupo de controlo.

2.2 Factores que influenciam a taxa de conceção em búfalas tratadas com GnRH

2.2.1 Paridade

O número de lactações tem um efeito marcado na taxa de gestação e na reprodução das vacas leiteiras. medida que a paridade avança, o útero perde a sua capacidade de suportar a implantação, possivelmente devido à redução da capacidade de absorção de progesterona, o que resulta numa menor fertilidade (Ball, 1978). A incidência de RB foi máxima em 2nd, 3rd e 4th paridade; aumentou até 5th paridade e diminuiu depois (Hafez, 1987; Dhabale, 1995; Dhabale e Sharma, 1999).

2.2.2 Intervalo pós-parto

O intervalo entre o parto e a conceção depende do restabelecimento do ciclo ovárico normal, da ocorrência do comportamento de estro e da sua deteção exacta, e da PR após a cobrição (Aboul-Ela *et al.*, 1986). Thatcher e Wilcox (1973) sugeriram que quando o número de ciclos estrais antes dos 60 dias pós-parto aumentava, a fertilidade aumentava. Bentle e Humke (1976) e Macmillan e Clayton (1990) obtiveram menor RC entre as vacas inseminadas durante o período pós-parto precoce. Nash *et al.* (1980) relataram que a administração de 250μg de GnRH aos 14 dias pós-parto pode induzir a ciclicidade precoce e, subsequentemente, aumentar a fertilidade. Nakao *et al.* (1983) referiram que o tratamento com GnRH na altura da inseminação aumentou significativamente a primeira cobrição em vacas leiteiras, especialmente nas que se encontravam na primeira e na terceira lactação, as que foram cobertas após 101 dias pós-parto.

2.2.3 Produção de leite

Tem sido referido que uma produção de leite elevada afecta a fertilidade de forma adversa. Houve uma correlação positiva entre a produção de leite e a RC em diferentes rebanhos (Bhosrekar, 1973; Lafi e kaneene, 1958; Arunkumar, 1997). A taxa de conceção aumentou para vacas que produziram mais de 1400kg de leite e diminuiu para vacas que produziram mais de 2600kg de leite (Lucy *et al.*, 1992; De La Sota *et al.*, 1993; Lucy *et al.*, 1993; Burle *et al.*, 1995; Gordon, 1996; Jonsson *et al.*, 1997). Para além disso, as vacas com um pico de produção elevado (>25 kg/dia) tinham uma RC mais baixa do que as vacas com um pico de produção inferior a 25 kg/dia (Martinez e Thibier, 1984). Nakao *et al.* (1983) concluíram que o tratamento com GnRH aumentava a RP do primeiro ou segundo serviço em vacas leiteiras, especialmente naquelas com produção de leite de 26-30 kg por dia. No entanto, Grunert (1993) observou que as vacas que produziam mais leite eram mais susceptíveis a uma ovulação atrasada.

2.3 Concentração de progesterona no plasma

2.3.1 Em vacas cíclicas normais

Os níveis de progesterona perto da altura da ovulação, independentemente de estarem ou não associados ao estro comportamental, eram inferiores a 2ng/ml; subiam e desciam durante o ciclo ovulatório à medida que os corpos lúteos cresciam e regrediam. O nível máximo médio foi de 9,0 ng/ml e ocorreu em média 13 dias após a ovulação (Pope *et al.*, 1969).

Também referiram que não havia diferença entre o nível de progesterona durante os primeiros 14 dias após o estro em vacas de ciclo normal e o nível de progesterona durante os primeiros 14 dias após a inseminação no início da gestação; depois, o nível diminuía no ciclo normal, mas não nas vacas prenhes.

Henricks *et al.* (1971) observaram o nível plasmático de progesterona mais elevado (5,12 ng/ml) no quarto dia antes do estro e no dia do estro o nível não era detetável e o nível plasmático de progesterona também foi medido por Lamond *et al.* (1971). O nível mais alto foi encontrado (4,15 ng/ml) durante a fase lútea tardia e abaixo de 1,0 ng/ml no momento do cio.

A progesterona plasmática em vacas Holstein aumentou para 7,5 ng/ml no dia 15 do ciclo e depois diminuiu para um nível baixo nos 2 dias anteriores, que permaneceu baixo durante 3 dias antes do estro (Garverick *et al.*, 1971).

Robertson (1972) estimou a concentração de progesterona imediatamente antes, durante e 3 dias após o estro, a concentração foi mais baixa (0,1 a 0,4 ng/ml) no estro e atingiu um máximo (3,6 ng/ml) entre os dias 11th e 18th do ciclo. No entanto, Dobrowolski *et al.* (1973) mediram o valor mais baixo (0,3±01,6 ng/ml) no estro e os valores médios mais altos foram de 5,19±4,08 a 8,5±0,24 ng/ml entre os dias 12 e 18 do ciclo.

Chow *et al.* (1974) estimaram a progesterona plasmática em diferentes raças de vacas e observaram 0,24 ng/ml no dia do estro. Da mesma forma, a concentração mais baixa (0,2 a 0,3 ng/ml) também foi encontrada durante o estro e a máxima durante a fase lútea entre 11 e 16 dias após a ovulação (3,2 a 5,8 ng/ml), que caiu rapidamente cerca de 4 a 6 dias antes da ovulação seguinte (Domeki *et a.*, 1974).

O nível mais elevado de progesterona (3,2±0,9 ng/ml) foi registado durante o dióstro, enquanto o nível mais baixo (0,25 ng/ml) foi registado durante o estro na raça castanha austríaca

vacas (Bamberg *et al.*, 1975). Da mesma forma, Dobson *et al.* (1975) registaram o valor mais elevado (7,5 ng/ml) e mais baixo de progesterona (0,3 ng/ml) durante a fase lútea e o período de estro, respetivamente.

Domeki e Nakahara (1977) observaram um nível baixo (0,12 a 0,13 ng/ml) de progesterona no estro e um nível máximo (1,8 a 4,2 ng/ml) durante a fase lútea do ciclo. Foi registado um nível elevado em 3 vacas Africander não lactantes, atingindo o valor máximo de 6,3 a 13,3 ng/ml nos dias 16 a 17 e menos de 1,0 ng/ml no estro (Coetzer *et al.*, 1978). Do mesmo modo, foi registado um nível elevado (4,7 ng/ml) de progesterona na fase lútea, que diminuiu rapidamente para menos de 0,5 ng/ml no dia do cio (Terblance e Labuschague, 1981).

O nível de progesterona foi o mais baixo (<1,0 ng/ml) no estro, tendo aumentado significativamente até aos 13 dias do ciclo (5,7 ng/ml) e depois começou a descer (Dixit e Khar, 1982). Um padrão semelhante de valores também foi observado por Castellanos *et al.* (1983).

Jimenez *et al.* (1988) compararam a concentração de progesterona entre 7 vacas Indo-

Brasileiras e 6 vacas Pardo-Suíças durante o estro natural e induzido por PG. Em ambas as raças, o nível foi menor que 1,0 ng/ml tanto no cio natural quanto no sincronizado. Rastogi e Agarwal (1988) relataram valores mais baixos de progesterona sérica (0,1 a 0,5 ng/ml) durante o estro e valores máximos (4,7±1,10, 1,56±0,39 e 3,86±1,26 ng/ml) nos dias 10, 16 e 13 do ciclo em vacas Hariana, Sahiwal e Tharparkar, respetivamente.

O nível de progesterona foi estimado durante a fase folicular e a fase lútea em 9 vacas Gir x Holstein PG sincronizadas. A concentração foi de 0,23 a 0,42 ng/ml durante a fase folicular e 3,36 ng/ml na fase lútea (Pinho, 1988). Geo *et al.* (1988) também observaram um padrão semelhante no estro e na fase lútea do ciclo estral.

2.3.2 Em búfalos cíclicos normais

O nível de progesterona plasmática inferior a 1,0 ng/ml perto da ovulação está associado ao estro comportamental. O nível aumenta e diminui com a formação e regressão dos corpos lúteos. O nível médio de pico foi de 9,0 ng/ml e ocorreu em média 13 dias após a ovulação (Pope *et al.*, 1969). O nível médio de progesterona durante os primeiros 14 dias após o estro num ciclo normal não foi diferente do nível médio durante os primeiros 14 dias após a inseminação no início da gestação; depois diminuiu durante o ciclo, mas não durante o início da gestação.

A concentração de progesterona no plasma foi também estimada por Ahmad *et al.* (1977) em amostras colhidas no estro (dia 0), nos dias 3, 7, 11, 15 e 19. O nível máximo de progesterona foi detectado no dia 15 e o nível mínimo no dia do estro. O nível de progesterona em 6 búfalas nos dias 0, 1, 2, 4, 8, 12, 16 e 20 do ciclo estral foi medido como 0,31, 0,42, 0,53, 1,09, 1,8, 2,42, 2,14 e 0,24 ng/ml, respetivamente (Arora *et al.*, 1978). No entanto, Batra *et al.* (1979) encontraram 0,1 ng/ml no estro, que subiu para um nível máximo de 3,6 ng/ml no dia 13, mas caiu para 0,6 ng/ml no estro, que subiu para um nível máximo de 3,6 ng/ml no dia 13, mas caiu para 0,6 ng/ml 3 dias antes do próximo estro. Também se verificou um padrão semelhante de progesterona, com uma diminuição que começou 2 dias antes do início do cio, apresentando valores máximos e mínimos no dia 15 e no dia do cio, respetivamente (Bachlaus *et al.*, 1979).

Sanwal *et al.* (1980) observaram uma baixa concentração plasmática de progesterona

(0,11±0,05 ng/ml) no dia do estro e uma concentração máxima (0,868±0,650 ng/ml) entre os dias 14 e 16. [th]Da mesma forma, Arora e Pandey (1982) observaram o nível mais baixo no dia do cio e o pico (4,00±0,60 ng/ml) no 13° dia do ciclo. Batra (1982) também descreveu o mesmo padrão de nível de progesterona, *ou seja,* 0,07 ng/ml no estro e 3,6 ng/ml no 13° dia do ciclo.

O nível mais baixo de progesterona (0,3±0,1 ng/ml) também foi observado no dia do cio, com o máximo (2,9±0,3 ng/ml) no dia 12,4±1,9 do ciclo, que diminuiu 4 dias antes do cio seguinte (Kanai e Shimizu, 1982).

Pahwa e Pandey (1983) assinalaram alterações na concentração de progesterona no plasma. O nível era de 0,1 ng/ml no estro e subiu para um pico de 3,47 ng/ml no dia 17. A concentração de progesterona flutuou em torno deste nível nos animais que conceberam, mas os que não conceberam seguiram um padrão de declínio e atingiram o nível mais baixo no dia do cio subsequente. Kaur e Arora (1984) também descreveram um padrão semelhante, com um nível máximo (3,09±0,20 ng/ml) no dia 14, que diminuiu para um nível mínimo no dia do cio.

O valor médio de progesterona no estro foi de 0,12 a 0,52 ng/ml, o valor máximo no dia 7 a 8 (3,48±0,41), no dia 13 a 14 (3,18±0,40) e no dia 19 a 20 (3,86±0,37 ng/ml) em búfalas com ciclo curto, normal e longo, respetivamente (El-Sobhy, 1987). Noutro estudo, El-Sobhy *et al.* (1988) registaram um nível máximo de progesterona plasmática (2,8 ng/ml) entre os dias 11 e 15, e um valor mínimo (0,2 ng/ml) no dia do cio.

Rao e Pandey (1982) mediram a concentração plasmática de progesterona em diferentes condições climáticas. A concentração média foi de 0,14±0,05 a 0,49±0,06 ng/ml no estro e atingiu um valor máximo no dia 18 (2,05±0,16 a 3,11±0,20 ng/ml).

A concentração de progesterona no sangue periférico de búfalas em ciclo normal era de 0,1 ng/ml no estro, que subiu para um nível máximo (2,22±0,16 ng/ml) nos dias 12 a 15 e para um nível mínimo de 0,07 ng/ml nos dias 18 ou 20 (Chauhan *et al.*, 1983).

O nível de progesterona durante o estro era baixo (<0,2 ng/ml) do que aos 2 a 4 dias (<0,7 ng/ml). O nível máximo no plasma, variando de 1,51 a 3,41 ng/ml, foi encontrado associado ao CL III, que se formou entre os dias 8 e 16 do ciclo estral (Jainudeen *et al.*, 1983).

Takkar *et al.* (1983) mediram a progesterona sérica durante diferentes fases do ciclo estral em 48 novilhas búfalas e vacas búfalas. Os níveis foram de 0,36±0,06 e 0,33±0,07 ng/ml no dia do estro, seguidos de um aumento gradual até um valor médio máximo de 4,89±0,40 e 5,12±0,41 ng/ml em novilhas búfalas e vacas búfalas, respetivamente.

2.3.3 Na altura da IA

Para obter uma taxa de conceção mais elevada através da IA, a fêmea deve estar em bom estado de cio e a concentração de progesterona deve ser inferior a 1,0 ng/ml no momento da inseminação. Uma deteção incorrecta do cio leva a um aumento do nível de progesterona na fase lútea.

Hoffmann *et al.* (1976) registaram que 26% das vacas tinham uma fertilidade deficiente com um nível de progesterona superior a 1 ng/ml na altura da IA. Num estudo semelhante, Appleyeard e Cook (1976) observaram que cerca de 21,28% das vacas apresentavam anomalias na progesterona plasmática (mais de 2,0 ng/ml) e tinham uma fertilidade muito fraca.

Foi registado um nível muito elevado de progesterona (3,95 ng/ml) em algumas vacas na altura da IA (Braun, 1977). Da mesma forma, o nível de progesterona também foi observado em mais de 1,0 ng/ml no momento da IA (Thibier e Rakotonanahary, 1977).

Cerca de 3% das vacas que não conceberam após a inseminação tinham um valor de progesterona mais elevado (1,0 ng/ml) na altura da IA (O'Farrell, 1982). Janowski (1988)

observaram inseminações mal sucedidas em 6,3% dos animais que tinham uma concentração de progesterona no leite mais elevada (mais de 2 ng/ml).

2.3.4 Após tratamento com GnRH

O perfil da progesterona plasmática é um índice endócrino importante para a manutenção da ciclicidade ovárica e eventos subsequentes. Há pouca informação disponível sobre a concentração de progesterona plasmática após a indução de CL induzida com a administração de GnRH em vacas e escassa em búfalas.

Vacas

A concentração plasmática de progesterona aumentou entre 1 e 5 horas após a injeção de GnRH nas vacas Hoistein e o nível médio foi de 7,0±2,8 ng/ml às 9 horas após a inseminação, em comparação com 3,3±0,8 ng/ml nas vacas de controlo (Macmillan *et al.*, 1985).

Milivae *et al.* (1984) também encontraram um aumento acentuado na concentração sérica de progesterona e prolongaram a duração do ciclo quando o análogo da GnRH foi injetado s.c. nos dias 9 a 12 do ciclo em vacas Holstein. Da mesma forma, Schmitt *et al.* (1996 c) injectaram GnRH no dia 9 do estro e observaram um aumento subsequente do nível de progesterona durante o dia 9 (1,6±0,3 ng/ml) até ao dia 16 (5,2±0,3 ng/ml) com o aparecimento e o crescimento de um novo corpo lúteo após a ovulação de FWDF.

Kittock *et al.* (1973) injectaram 100^g de GnRH i.v. nos dias 10, 11 e 12 do ciclo éstrico em vacas Holstein. A progesterona sérica aumentou de 5,9±0,8 em 0 min para 10 ±0,9 em 260 min e 8,2±1,0 em 360 min de tratamento. Werth *et al.* (1996) também registaram um aumento da conceção em vacas pós-parto quando se verificou um aumento transitório da concentração de progesterona no proestro. No entanto, Rodger e Stormshak (1986) estimaram uma redução no nível de progesterona sérica nos dias 12, 14 e 16 quando 100µg de GnRH foram administrados i.v. no dia 2 ou 12 do ciclo, mas Martin *et al.*

(1990) e Twagiramungu *et al.* (1995) não conseguiram detetar qualquer aumento da progesterona plasmática em vacas Holstein quando a GnRH foi administrada no dia 7 ou no dia 8 do ciclo.

As concentrações de progesterona foram medidas após a administração de 250µg de GnRH no quarto dia do ciclo estral e foram encontradas 1,5±1,4, 3,2±1,4 e 1,7±2,0 ng/ml nos dias 4, 8 e entre os dias 4 e 8 após a inseminação, respetivamente. Verificou-se uma concentração de progesterona plasmática significativamente mais elevada no dia 8 após a inseminação nas vacas que conceberam, em comparação com as vacas que não conceberam, mas não se verificaram diferenças significativas entre as concentrações médias de progesterona plasmática (dia 4 e dia 8) das vacas tratadas com GnRH em comparação com as vacas de controlo (Lesile *et al.*, 1986).

A administração de agonista de GnRH no momento da inseminação diminuiu significativamente a concentração de progesterona durante os dias 3 a 5 do ciclo estral em relação aos animais de controlo não tratados (0,64±0,07 vs 0,94±0.09 ng/ml), mas a concentração média de progesterona no diestro foi mais elevada (5,90±0,20 ng/ml) quando administrada no 12º dia do que no controlo (5,41±0,20 ng/ml), ou em vacas tratadas com agonista da GnRH na IA (5,18±0,10 ng/ml) (Ryan *et al*, 1994).

Mean *et al.* (1995) referiram que as vacas com injeção de GnRH no 12º dia apresentavam uma concentração de progesterona plasmática significativamente mais elevada entre o 12º e o 17º dia em vacas prenhes do que em vacas inseminadas não prenhes, tanto no grupo de controlo (8,2±0,2 ng/ml em comparação com 6,6±0,2 ng/ml) como no grupo tratado (8,7±0,5 ng/ml em comparação com 6,4±0,6 ng/ml). No entanto, a concentração de progesterona no plasma foi semelhante em todos os anuários nos dias 8 e 10.

Schmitt *et al.* (1996 b) observaram a resposta plasmática da progesterona na fase lútea após a ovulação do FWDF no dia 5 do ciclo estral com uma injeção i.m. de 8^g de buserelina e concluíram que a concentração de progesterona entre

dia 11 e 16 foram 11,7±1,00 e 8,4±1,1 ng/ml para o grupo tratado com buserelina e para o grupo de controlo, respetivamente.

Búfalos

Singh e Madan (1998) registaram um nível pré-tratamento de progesterona plasmática em novilhas búfalas tratadas com GnRH (0,45±0,07 ng/ml). O nível elevado e o valor máximo de progesterona (0,87±0,18 ng/ml) foram observados entre 13th e 18th dia da injeção de GnRH em novilhas búfalas com 24 meses de idade, enquanto Barkawi e Aboul-Ela (1987) observaram um nível máximo de progesterona (>6,0 ng/ml) na fase lútea média em búfalas egípcias quando 10^g de GnRH foram injectados na altura da IA.

CAPÍTULO 3

MATERIAIS E MÉTODOS

3.1 Seleção de animais

O estudo foi realizado em búfalas pós-parto aparentemente saudáveis (n=40) durante setembro de 2000 a março de 2001. A temperatura mínima e máxima e a humidade relativa foram de 10 a 15^{0} C , 25 a 30°C e 55 a 65%, respetivamente, durante o estudo. Estes búfalos foram mantidos na quinta de gestão da produção animal (bovinos e búfalos) do Indian Veterinary Research Institute, Izatnagar. Todos os animais experimentais tinham entre 4,5 e 7,5 anos de idade e pesavam 450±40 kg. Estavam na segunda a quarta lactação e tinham um historial de partos normais, com uma produção de leite de 5 a 9 kg/dia. Os animais eram mantidos em sistema de estabulação solta num barracão com um quarto de telhado coberto e alimentados com uma ração equilibrada de mistura de concentrados, forragens verdes e forragens grosseiras, suficiente para satisfazer as suas necessidades alimentares de acordo com as recomendações do NRC, com fornecimento gratuito de água potável durante 24 horas.

3.2 Deteção do estro

Todas as búfalas foram mantidas num único galpão para observação visual do cio durante o período de tratamento. A deteção do cio foi efectuada três vezes por dia, das 05:00 às 06:00, das 15:00 às 17:00 e das 19:00 às 21:00 horas, utilizando um touro vasectomizado durante uma hora de cada vez. As búfalas observadas em pé para serem montadas por um touro provocador foram consideradas como estando em bom cio. Os órgãos reprodutores destes animais foram examinados por via rectal para detetar qualquer anomalia. As búfalas com um trato genital normal e um corrimento mucoso claro foram seleccionadas para a experiência.

3.3 Tratamento

Os búfalos seleccionados foram divididos aleatoriamente em cinco grupos (n=8 em cada grupo). Os búfalos dos grupos I a IV foram utilizados para o tratamento, enquanto o grupo V foi utilizado como contrólo.

Grupo I: Os animais (n=8) deste grupo foram tratados com uma única injeção i.m. de 10µg Receptal (2,5ml Buserelin) na altura do estro, ou seja, 8-10 horas antes da

IA (dia do estro - dia 0).

Grupo II: Os animais (n=8) deste grupo foram tratados com uma única injeção i.m. de 10µg Receptal (2,5ml Buserelina) no dia 5 do ciclo éstrico.

Grupo III: Os animais (n=8) deste grupo foram tratados com uma única injeção i.m. de 10µg Receptal (2,5ml Buserelina) no dia 12 do ciclo éstrico.

Grupo IV: Os animais (n=8) deste grupo foram tratados com uma única injeção i.m. de 10µg Receptal (2,5ml Buserelin) nos dias 0, 5 e 12 do ciclo éstrico.

Grupo V: Os animais (n=8) deste grupo receberam solução salina normal a 0,9% à mesma hora e no mesmo dia que nos grupos de tratamento.

3.4 Colheita de amostras de sangue

Foi colhida uma amostra de sangue de todos os animais (grupos I, II, III, IV e V) nos dias 0, 5, 6, 12, 13 e 21 do ciclo para estimar a hormona progesterona. Foram colhidos cerca de 10 ml de sangue num tubo de vidro heparinizado (heparina 10 UI/ml de sangue) de forma asséptica a partir da veia jugular, utilizando uma agulha de gaze 18. O sangue foi centrifugado a 3000 rpm durante 15 minutos. O plasma foi decantado num frasco de plástico para armazenamento e armazenado a -20°C até à estimativa da progesterona.

3.5 Inseminação artificial

Todas as búfalas que foram detectadas em estro foram inseminadas duas vezes, uma às 10 a 12 horas e outra às 22 a 24 horas do início do estro. A inseminação foi

A inseminação foi efectuada com palhetas de 0,25 ml de sémen congelado de um único touro comprovado com mais de 40% de motilidade pós-descongelação. Todas as búfalas inseminadas foram monitorizadas cuidadosamente e os animais que voltaram ao estro foram novamente inseminados para avaliar o efeito do tratamento na taxa de gravidez na inseminação subsequente.

3.6 Estimativa da progesterona

A concentração plasmática de progesterona foi estimada de acordo com o protocolo padrão fornecido com os kits RIA (ICN Pharmaceuticals INC., Nova Iorque).

Etapas da estimativa

Todos os frascos que continham plasma foram mantidos a -20°C para descongelação à temperatura ambiente antes da estimativa da progesterona e foram agitados cuidadosamente antes da utilização.

- Os tubos revestidos com anticorpos foram dispostos em prateleiras e marcados como padrão, amostra e controlo.
- Foram pipetados 100 pL de cada padrão, amostra e controlo para os respectivos tubos revestidos, em duplicado.
- Adicionou-se 1,0 ml de progesterona 125[1] (marcador) a todos os tubos e agitou-se em vórtice durante 2 minutos para uma mistura completa.
- Todos os tubos foram incubados num banho de água a 37±2°C durante 120 minutos (2 horas). O nível de água no banho esteve sempre acima do nível da mistura de reação no tubo.
- O conteúdo dos tubos foi decantado pela mesma ordem que a pipeta. Os tubos foram invertidos num papel absorvente para assegurar a secagem completa. A percentagem de ligação nos tubos foi contada por um contador gama (Packard Instrument Company) calibrado para 125[1] .
- A concentração de progesterona (ng/ml) foi calculada diretamente a partir do contador, bem como a partir da curva padrão no gráfico logit log.

3.7 Diagnóstico de gravidez

Todas as búfalas inseminadas foram monitorizadas regularmente e as que não voltaram ao estro foram examinadas para confirmar a gravidez por via rectal 45 a 60 dias após a IA. A taxa de concenpção foi calculada pela percentagem de fêmeas concebidas em relação ao total de inseminadas na primeira IA e nas IA subsequentes.

3.8 Análise estatística

Os dados recolhidos nestas experiências foram submetidos a uma análise estatística. O método do Qui-Quadrado de Pearson (λ) foi aplicado para analisar o efeito da paridade, do intervalo pós-parto e da produção de leite na taxa de conceção. O efeito da administração de GnRH na taxa de conceção, nos serviços por conceção e na concentração de progesterona foi analisado pelo procedimento CATANOVA de Snedecor e Cochran (1989) entre o tratamento e o controlo.

CAPÍTULO 4

RESULTADOS

4.1 Efeito da GnRH na taxa de conceção

A injeção de GnRH e o seu efeito na taxa de conceção (CR) estão resumidos na Tabela 1 e na Fig.1. O número de animais que ficaram prenhes nos grupos I, II, III, IV e V foi de 7/8 (87,5%), 7/8 (87,5%), 8/8 (100,0%), 8/8 (100,0%) e 6/8 (75,0%), respetivamente.

O número de animais prenhes nos grupos I, II, III e IV tratados com GnRH e no grupo de controlo (V) foi de 4/8(50,0%), 3/8(37,5%), 6/8(75,0%), 6/8(75,0%) e 3/8(37,5%), respetivamente, na primeira IA, o que foi significativamente ($P<0,05$) mais elevado nos grupos III e IV do que nos grupos I, II e V. No entanto, não se observou qualquer diferença significativa nos grupos I, II e V.

A RC do segundo serviço entre os grupos tratados com GnRH foi de 50,0%, 60,0%, 100,0% e 100,0% nos grupos I, II, III e IV, respetivamente, enquanto que no grupo de controlo foi de 40,0%. Os resultados foram significativamente ($<0,05$) mais elevados nos grupos III e IV do que nos grupos I e II tratados com GnRH, bem como no grupo V (controlo). Embora a RC não tenha sido significativamente diferente entre os grupos I e II, e I e V, a RC no segundo serviço foi significativamente diferente ($P<0,05$) entre os grupos II e V.

A RC nos grupos I e II (tratamento) foi de 50,0% (1/2) em cada um durante a terceira IA, enquanto que no controlo foi de 33,3% (1/3). No entanto, o resultado não diferiu significativamente ($>0,05$) entre os grupos tratados e de controlo.

A RC global no grupo II foi de 87,5% e nos grupos III e IV foi de 100,0%, enquanto no grupo de controlo foi de 75,0%. A RC global nos grupos III e IV foi significativamente ($P<0,05$) superior à do grupo V. No entanto, não foi encontrada qualquer diferença significativa nos grupos I e II do grupo tratado com GnRH e no grupo de controlo V (Tabela 1).

Os resultados comparativos da gravidez das búfalas tratadas com GnRH e das búfalas de controlo são apresentados no Quadro 2 e na Fig.2. A taxa de conceção foi de 59,4, 69,2 e 50,0% nos animais tratados com GnRH durante a primeira, segunda e terceira IA, respetivamente. Ao passo que foi de 37,5, 40,0 e 33,3% nas búfalas de controlo tratadas com solução salina. O resultado foi significativamente mais elevado ($P<0,05$) nos animais tratados com GnRH em comparação com o controlo apenas no primeiro e segundo serviços.

Os serviços por conceção (SPC) foram 2,00, 2,14, 1,25 e 1,25 nos grupos I, II, III e IV, respetivamente. Embora não tenha havido diferenças significativas no SPC entre os grupos tratados com GnRH (Tabela 1), o SPC médio foi significativamente diferente entre o grupo tratado com GnRH e o grupo de controlo (1,63 Vs 2,67) Tabela 2.

4.2 Factores que influenciam a taxa de conceção em búfalas tratadas com GnRH

4.2.1 Paridade

O efeito da paridade no RC em búfalas tratadas com GnRH está resumido na Tabela 3 e na Fig.3. Um total de 22 búfalas inseminadas entre a segunda e a terceira paridade, 14 (63,6%) conceberam na primeira inseminação. Das 10 búfalas inseminadas na quarta paridade, 5 (50,0%) conceberam na primeira inseminação. Embora o RC do primeiro serviço nos animais inseminados entre a 2nd e a 3rd paridade tenha sido cerca de 13,6% superior ao dos inseminados na quarta paridade, a diferença entre os dois grupos não foi estatisticamente significativa ($P>0,05$).

A RC do segundo serviço também foi significativamente maior em animais entre 2nd e 3rd paridade do que 4th paridade (75,0% Vs 60,0%). A RC do terceiro serviço foi semelhante em ambos os grupos. A RC global foi de 94,5% e 90,0% nos dois grupos, respetivamente. Os serviços por conceção foram de 1,52 nas búfalas entre 2nd e 3rd contra 1,88 nas búfalas da quarta lactação.

4.2.2 Intervalo pós-parto

Os dados referentes à duração do intervalo pós-parto e sua relação com a RC em búfalas tratadas com GnRH foram apresentados na Tabela 4 e na Fig.4. É evidente que das 14 búfalas inseminadas entre 70 e 90 dias após o parto, 9 (64,3%) conceberam na primeira inseminação, enquanto que 12 (66,6%) conceberam das 18 quando inseminadas após 90 dias após o parto, mas a diferença entre os dois grupos não foi estatisticamente significativa. O RC do segundo serviço foi 13,3% maior em búfalas inseminadas entre 70 e 90 dias após o parto do que naquelas inseminadas mais de 90 dias após o parto. O resultado neste grupo também não foi estatisticamente significativo. A RC global foi de 92,8% e 94,4% nos dois grupos. A média de serviços por conceção foi de 1,46 nas búfalas inseminadas com menos de

90 dias e de 1,53 nas inseminadas com mais de 90 dias de parto.

4.2.3 Produção de leite

O efeito da produção de leite sobre o RC em búfalas tratadas com GnRH é apresentado na Tabela 5 e na Fig.5. Das 8 búfalas com produção de leite de 4 a 6 kg/dia. 4 (50,0%) conceberam, enquanto 14 (58,3%) das 24 búfalas com produção de leite de 7 a 9 kg conceberam na primeira inseminação. O RC global foi de 100% e 95,8% e os serviços por conceção foram de 1,75 e 1,48 nos animais com produção de leite de 4 a 6 e 7 a 9 kg/dia, respetivamente. Nenhum dos resultados foi significativamente diferente, exceto 2nd serviço CR que foi significativamente maior (P<0,05) em animais com mais de 7 a 9 kg/dia (90,0%) do que com 4 a 6 kg/dia (50,0%).

4.3 Concentração plasmática de progesterona em búfalas tratadas com GnRH

A concentração plasmática de progesterona (P4) foi estimada em todas as búfalas nos dias 0, 5, 6, 12, 13 e 21 do ciclo estral e os valores médios (±SE) para búfalas prenhes e não prenhes tratadas com GnRH (Grupo I, II, III e IV) e tratadas com solução salina (grupo V) estão resumidos na Tabela 6,7 e Fig.6,7.

A concentração média de P4 foi significativamente (P<0,5) menor em búfalas não prenhes (0,18±0,09 ng/ml) no grupo I no dia 0 (Tabela 7). A Tabela 7 também revelou que os valores de P4 em búfalas prenhes foram semelhantes (>0,05) nos grupos II, III e IV (0,55±0,10, 0,54±0,03 e 0,52±0,04 ng/ml), mas a concentração foi significativamente (<0,05) maior no grupo V (0,89±0,18) do que no grupo I (0,43±0,02 ng/ml).

No dia 5 do ciclo éstrico, a concentração de P4 foi significativamente diferente entre animais prenhes e não prenhes (2,16±0,05 Vs 1,54±0,29) no grupo I (Tabela 7). A concentração média de P4 foi significativamente (P<0,05) mais elevada no grupo IV (2,63±0,09 ng/ml) do que no grupo I (1,75±0,22 ng/ml) e no grupo V (1,55±0,14 ng/ml) (Tabela 6).

No sexto dia do ciclo éstrico, no grupo I, os valores médios de P4 foram significativamente (P<0,05) mais baixos nos animais não prenhes (1,93±0,25 ng/ml) do que nos prenhes (2,35±0,01 ng/ml) (Tabela 7). O valor médio de P4 foi significativamente (P<0,05) menor nos animais do grupo I (2,07±0,18 ng/ml) do que nos animais dos grupos II e IV (2,58±0,11 e 2,77±0,12 ng/ml). Por outro lado, a concentração foi significativamente

(P<0,05) mais baixa no grupo V (1,97±0,06 ng/ml) do que nos grupos II, III e IV (2,58±0,11, 2,37±0,10 e 2,77±0,12 ng/ml) (Tabela 6).

O nível de P4 no grupo IV foi de 4,74±0,32 ng/ml em búfalas prenhes e de 4,14±0,13 ng/ml em búfalas não prenhes no 12.º dia do ciclo estral (quadro 7), mas a diferença não foi significativa (>0,05), sendo mais baixo no grupo de controlo (3,53±0,14 ng/ml) do que nos grupos tratados com GnRH (4,27±0,24, 4,81±0,10, 4,24±0,15 e 4,54±0,24 ng/ml).

No 13.º dia do ciclo éstrico, o nível de P4 não foi significativamente diferente (>0,05) entre os grupos tratados com GnRH, mas a diferença foi significativa (P<0,05) entre os grupos tratados com GnRH e o grupo de controlo (Tabela 6). O nível médio de P4 no grupo de controlo foi de 3,72±0,14 ng/ml, ao passo que nos grupos tratados com GnRH foi de 4,50±0,31, 5,02±0,11, 4,62±0,15 e 4,73±0,22 ng/ml nos grupos I, II, III e IV, respetivamente.

No 21º dia, observou-se uma concentração plasmática de P4 significativamente maior (P<0,05) nas búfalas prenhes do grupo III (7,76±0,17 ng/ml) e do grupo IV (7,93±0,13 ng/ml) do que no grupo I (6,52±0,32 ng/ml), no grupo II (6,85±0,45 ng/ml) e no grupo V (5,23±0,28 ng/ml) (Tabela 7). Além disso, entre os grupos tratados com GnRH, o nível de P4 em animais não prenhes dos grupos I e II foi maior do que nos grupos III e IV (tabela 7).

O nível plasmático médio de P4 (Tabela 6) no 21o dia nos grupos I e II (6,51±0,96 e 6,28±1,09 ng/ml) foi significativamente (P<0,05) menor do que nos grupos III e IV (7,33±1,10 e 7,44±1,13 ng/ml) entre os grupos tratados com GnRH. No entanto, o nível médio de P4 foi significativamente (P<0,05) mais elevado em todos os grupos tratados com GnRH em comparação com o grupo de controlo.

Assim, a administração de GnRH (Grupos I, II, III e IV) aumentou significativamente a concentração de P4 nos dias 12 e 13 em búfalas prenhes e não prenhes e no dia 21 em búfalas prenhes.

Quadro 1: Taxa de conceção em búfalas tratadas com GnRH

Groups	Day of treatment	Pregnancy after Insemination			Overall CR	Service per conception
		1st	2nd	3rd		
I (n=8)	0 day of cycle	4^{b} (50.0)	2^{bc} (50.0)	1^{a} (50.0)	87.5^{ab}	2.00^{ab}
II (n=8)	5th day of cycle	3^{b} (37.5)	3^{b} (60.0)	1^{a} (50.0)	87.5^{ab}	2.14^{ab}
III (n=8)	12th day of cycle	6^{a} (75.0)	2^{a} (100.0)	0	100^{a}	1.25^{a}
IV (n=8)	0, 5th and 12th day of cycle	6^{a} (75.0)	2^{a} (100.0)	0 (0.0)	100^{a}	1.25^{a}
V (n=8)	Control	3^{b} (37.5)	2^{c} (40.0)	1^{a} (33.3)	75^{b}	2.67^{a}

Valores dentro da mesma coluna com sobrescritos diferentes diferem significativamente ($P<0{,}05$).
Os valores entre parênteses indicam a percentagem da taxa de conceção.

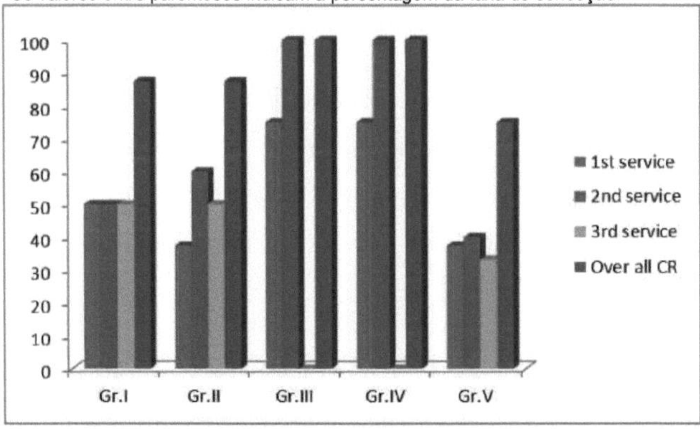

Fig. 1: Taxa de conceção em búfalas tratadas com GnRH

Tabela 2: Efeito global da GnRH na taxa de conceção em búfalas tratadas e de controlo

Groups	No. of animals (n)	Pregnancy after Insemination			Overall CR	Service per conception
		1st	2nd	3rd		

GnRH treated No. of animals Percentage	32	19^{a} (59.4)	9^{a} (69.2)	2 (50.0)	93.7	1.63^{a}
Control No. of animals Percentage	8	3^{b} (37.5)	2^{b} (40.0)	1 (33.3)	75	2.67^{b}

Valores dentro da mesma coluna com sobrescritos diferentes diferem significativamente (P<0,05)

Quadro 3: Efeito da paridade na taxa de conceção em búfalas tratadas com GnRH

Parity	**No. of animals (n)**	**Pregnancy after Insemination**			**Overall CR**	**Services per conception**
		1st	**2nd**	**3rd**		
2 to 3 No. of animal Percentage	22	14 (63.6)	6 (75.0)	1 (50.0)	95.4	1.52
4 No. of animal Percentage	10	5 (50.0)	3 (60.0)	1 (50.0)	90.0	1.88

Table 4: Efeito do intervalo pós-parto na taxa de conceção em búfalas tratadas com GnRH

Interval after calving	**No. of animals (n)**	**Pregnancy after Insemination**			**Overal CR**	**Services per conception**
		1st	**2nd**	**3rd**		
70 to 90 days No. of animals percentage	14	9 (64.3)	4 (80.0)	0 (0.0)	92.8	1.46
>90 days No. of animals Percentage	18	12 (66.6)	4 (66.6)	1 (50.0)	94.4	1.53

Table 5: Efeito da produção de leite na taxa de conceção em búfalas tratadas

com GnRH

Milk yield (kg/day)	No. of animal (n)	Pregnancy after Insemination			Overal CR	Services per conception
		1st	2nd	3rd		
4 to 6 No. of animals Percentage	8	4 (50.0)	2b (50.0)	2 (100.0)	100.0	1.75
7 to 9 No. of animals Percentage	24	14 (58.3)	9a (90.0)	0 (0.0)	95.8	1.48

Os valores dentro da mesma coluna com sobrescritos diferentes diferem significativamente (<0,05)

Table 6: Concentração média (±SE) de progesterona plasmática em búfalos tratados com GnRH e búfalos de controlo

Days	Progesterone concentration (ng/ml)				Control
	GnRH treated				Group V
0	0.46±0.66b	0.55±0.08ab	0.54±0.03ab	0.52±0.06ab	0.89±0.06a
5	1.75±0.22bc	2.29±0.11ab	2.16±0.08ab	2.63±0.09a	1.55±0.14c
6	2.07±0.18cd	2.58±0.11ab	2.37±0.10bc	2.77±0.12a	1.97±0.06d
12	4.27±0.24a	4.81±0.10a	4.24±0.15a	4.54±0.24a	3.53±0.14b
13	4.50±0.31a	5.02±0.11a	4.62±0.15a	4.73±0.22a	3.72±0.14b
21	6.51±0.96a	6.28±1.09a	7.33±1.10c	7.44±1.13c	5.34±0.82b

Valores na mesma linha com sobrescritos diferentes diferem significativamente (<0,05)

Quadro 7: Concentração plasmática média (±SE) de progesterona em búfalas prenhes e não prenhes tratadas com GnRH e no grupo de controlo

Days	Progesterone concentration (ng/ml)									
	GnRH treated								Control	
	Group I		Group II		Group III		Group IV		Group V	
	Preg.	Non-preg	Preg.	Non-preg	Preg.	Non-preg	Preg.	Non-preg	Preg.	Non-preg
0	$0.43^{a}\pm0.02$	0.18b±0.09	0.55±0.10	0.55±0.12	0.54±0.03	0.67±0.06	0.52±0.04	0.74±0.09	0.74±0.06	0.89±0.18
5	$2.16^{a}\pm0.05$	1.54b±0.29	2.48±0.30	2.20±0.10	2.24±0.09	2.01±0.10	2.68±0.12	2.54±0.09	1.51±0.34	1.57
6	$2.35^{a}\pm0.01$	1.93b±0.25	2.71±0.32	2.51±0.09	2.48±0.10	2.16±0.15	2.88±0.14	2.56±0.16	2.02±0.05	1.94±0.09
12	4.39±0.37	4.21±0.35	4.72±0.20	4.86±0.13	4.15±0.06	4.43±0.51	4.74±0.32	4.14±0.13	3.59±0.32	3.50±0.17
13	4.64±0.32	4.44±0.47	4.86±0.15	5.09±0.14	4.67±0.18	4.87±0.51	4.47±0.31	4.85±0.04	4.65±0.24	±0.18
21	$6.52^{a}\pm0.32$	2.51b±0.31	6.85±0.45	1.70e±1.02	7.76c±0.17	0.58d±0.13	7.93c±0.16	$0.58^{d}\pm0.28$	$5.23^{a}\pm0.89$	1.39^{e}

Os valores na mesma linha com sobrescritos diferentes diferem significativamente (P<0,05) dentro do grupo.

CAPÍTULO 5

DISCUSSÃO

5.1 Efeito da administração de GnRH na taxa de conceção

5.1.1 No momento do estro

A administração de GnRH na altura do estro melhorou a taxa de conceção neste estudo. O RC global e o RC do primeiro serviço após o tratamento com GnRH foram relativamente mais elevados em comparação com o grupo de controlo (Quadro 1). Tendência semelhante na RC também foi relatada anteriormente em búfalas (Zain e Nakao, 1996) e em bovinos (Schels e Mostafawi, 1978; Moller e Fielden, 1981; Bostedt *et al.*, 1995 e Vamerzani *et al.*, 1997). A diminuição do número de serviços por conceção pode ser um efeito de sincronização da GnRH no estro e na ovulação.

O RC mais elevado após o tratamento com GnRH no estro deve-se possivelmente ao efeito de sincronização entre a libertação atempada do pico de LH pré-ovulatório (Lee *et al.*, 1985; Mee *et al.*, 1993; Tanabe *et al.*, 1994), a ovulação (Senthilkumar e Rajasekar, 1998; Taponen *et al.*, 1999) e a inseminação. Ryan *et al.* (1994) observaram um pico secundário de LH quando a GnRH foi administrada na IA. Além disso, a GnRH no estro pode potenciar a conversão de pequenas células luteais em grandes células luteais (Mee *et al.*, 1990), resultando no desenvolvimento de um CL funcional de grandes dimensões para a sobrevivência do embrião através do aumento da secreção de progesterona (Lee *et al.*, 1985; Phatak *et al.*, 1986; Stevension *et al.*, 1990; Mee *et al.*, 1993).

No entanto, essas informações não estão muito disponíveis em búfalas. No entanto, o efeito benéfico da GnRH observado no presente estudo pode dever-se ao facto de o pico secundário de LH provocar a ovulação e um melhor desenvolvimento do CL.

5.1.2 No dia 5 do ciclo éstrico

No presente estudo, a administração de GnRH no dia 5 do ciclo não melhorou o RC no primeiro serviço, em comparação com a administração de GnRH em búfalas no estro e em animais de controlo (Quadro 1), tal como outros relatórios em búfalas de reprodução repetida (Zain e Nakao, 1996), bem como em bovinos (Macmillan *et al.*, 1986; Whitemore e Vahadat, 1980). O menor RC após o tratamento com GnRH no dia 5 pode ser atribuído ao efeito luteotrófico de curta duração da GnRH, conforme relatado em vacas por Kittock *et al.* (1973). A ausência de melhorias no RC no presente estudo também confirma a mortalidade embrionária precoce que ocorre no dia 7 ou 8 após a IA, tal como nos bovinos. A melhoria do RC após a segunda cobrição, bem como do RC global nos mesmos animais, pode ser explicada pelo facto de a GnRH administrada durante a primeira IA assegurar um melhor crescimento do LH. Isto pode causar o desenvolvimento de um folículo dominante grande e saudável para a ovulação e a luteinização das células da granulosa para o desenvolvimento do CL no ciclo subsequente.

5.1.3 No 12.o dia do ciclo éstrico

O tratamento com GnRH no dia 12 do ciclo duplicou o RC na primeira inseminação e aumentou 60% na segunda inseminação em relação ao grupo de controlo contemporâneo de búfalas, neste estudo (Quadro 1). Estes resultados estão em linha com observações anteriores efectuadas em búfalas (Zain e nakao, 1996) e em bovinos (Macmillan *et al.*, 1986; Bhosrekar *et al.*, 1986; Rettmer *et al.*, 1992; Drew e Peters, 1994; e Saratsis *et al.*, 1998). No entanto, as observações de que o tratamento com GnRH não melhorou o RC na primeira e segunda cobrição quando administrado após 11 ou 12 dias da IA feitas por Jubb *et al.* (1990) e Thatcher *et al.* (1993) diferem do nosso resultado.

Macmillan *et al.* (1985) sugeriram que o análogo da GnRH tem um efeito luteotrófico e luteoprotector que ajuda no reconhecimento materno da gravidez. Mann *et al.* (1995) relataram que a GnRH administrada na fase lútea média suprimiu os pequenos impulsos de PGF2a que ocorrem a partir do 12° dia, sensibilizando o CL para uma maior libertação de PGF2α endógena alguns dias mais tarde. No presente estudo também observamos uma elevação da concentração plasmática de progesterona após a administração de GnRH no dia 12 do ciclo, o que pode ser devido ao efeito luteotrófico do GnRH no CL. A maior RC à primeira e segunda IA nos grupos tratados com GnRH pode estar associada à concentração elevada e sustentada de progesterona plasmática durante o diestro, *ou seja,* essencial para o reconhecimento materno da gravidez. A GnRH pode também atuar provocando uma diminuição do estradiol plasmático, o que resulta numa redução da força do impulso luteolítico. Os nossos resultados também asseguram que a maior proporção de mortalidade embrionária precoce que ocorre entre os dias 14 e 16 nas búfalas se deve à insuficiência luteal.

5.1.4 Nos dias 0, 5 e 12 do ciclo éstrico

O efeito benéfico do tratamento com GnRH nos dias 0, 5 e 12 do ciclo também foi evidente neste estudo (Tabela 1). Não encontrámos qualquer melhoria na RC do primeiro serviço quando incorporada no dia 5 do ciclo, mas foi observado um aumento quando administrada uma dose única de GnRH no dia 0 ou no dia 12. Não existe este tipo de informação disponível. No entanto, Macmillan *et al.* (1986) também não registaram qualquer efeito da GnRH quando administrada no dia 7, mas verificou-se uma melhoria da RC quando administrada no dia 12. O nosso estudo confirma ainda que não há efeito da GnRH quando administrada no dia 5 na experiência anterior (grupo II).

Embora não haja diferença no RC entre animais tratados com GnRH com três injecções consecutivas (dias 0, 5 e 12 do ciclo estral) e com uma única injeção (dia 12). É razoável sugerir que a administração de uma dose única de GnRH no dia 12 ou possivelmente duas injecções (uma de estro e outra no dia 12) parece ser suficiente para melhorar o RC em búfalas.

5.2 Factores que influenciam a taxa de conceção em búfalas tratadas com GnRH

5.2.1 Paridade

No presente estudo, o RC foi significativamente mais elevado nas búfalas entre a segunda e a terceira paridade do que na quarta paridade (Quadro 3). Este resultado está de acordo com a observação efectuada em vacas por Hafez (1987) e Dhabale e Sharma (1999). O RC mais baixo nos animais com a quarta paridade pode provavelmente dever-se ao stress da lactação e a desequilíbrios hormonais, porque se observou que os animais produzem o máximo de leite durante este período (Dhabale, 1995). medida que a paridade avança, o útero perde a sua capacidade de suportar a implantação, possivelmente devido à redução da capacidade de absorção de progesterona (Ball, 1978). Além disso, Lafi e Kaneene (1988) e Arunkumar (1997) sugeriram que o RC mais baixo nos animais mais velhos não se deve à idade em si, mas a problemas que surgem na altura do parto e durante o puerpério. A menor RC no grupo mais tardio no presente estudo pode dever-se ao stress da lactação e ao desequilíbrio hormonal nos animais idosos.

5.2.2 Intervalo pós-parto

Macmillan e Clayton (1990) obtiveram menor RC entre as vacas que foram inseminadas no início do período pós-parto. Nash *et al.* (1980) relataram maior RC quando o GnRH foi administrado no período de 13-15 dias após o parto. No presente estudo, tanto no geral como no primeiro serviço, o RC foi diferente (Tabela 4). Isso pode ser devido ao fato de que a injeção de GnRH tem um efeito normalizador em búfalas que sofrem de ovulação atrasada ou ciclo estral anovulatório, iniciando uma descarga suficiente de LH da pituitária para causar resposta ovariana e eventualmente ovulação (Bentle e Humke (1976). Thatcher e Wilcox (1973) sugeriram que quando o número de ciclos estrais antes de 60 dias após o parto aumentava, a fertilidade aumentava. Nash *et al.* (1980) relataram que a fertilidade das vacas leiteiras aumenta com o aumento do intervalo entre o parto e a primeira inseminação. Como as búfalas incluídas no experimento não estavam no início do pós-parto, isso pode ser uma razão para não haver diferença no CR, semelhante ao relatório de Nakao et al. (1983). Por conseguinte, pode concluir-se que a administração de GnRH no final do pós-parto pode induzir uma atividade cíclica precoce, bem como assegurar a ovulação e, subsequentemente, aumentar a fertilidade.

5.2.3 Produção de leite

O resultado do presente estudo indica um aumento do RC global em búfalas de baixa produção do que em búfalas de alta produção (Quadro 5). Este resultado segue uma tendência semelhante à dos resultados obtidos por Bhosrekar (1973) e Martinez e Thibier (1984) em vacas, mas é diferente do estudo de Nakao *et al.* (1983), que relataram um efeito positivo em vacas de alta produção (25 a 30 kg/dia). No entanto, a RC geral foi menor em búfalas de alta produção de leite. O facto neste caso pode ser que o leite elevado pode ser a causa do atraso na ovulação.

Embora os animais leiteiros de alta produção raramente estejam subnutridos, nem sempre é fácil fornecer-lhes uma dieta com conteúdo energético suficiente para suportar uma alta produção de leite (Gordon, 1996). Uma produção leiteira elevada reduz a concentração plasmática de glucose, modulando assim a secreção de gonadotrofinas (FSH e LH) pela glândula pituitária (Jonsson *et al.*, 1997). Para equilibrar as necessidades energéticas, há mobilização de gordura corporal (De La Sota *et al.*, 1993), o que leva a um baixo nível de colesterol sérico (Burle *et al.*, 1995) e resulta num nível mais baixo de P4 (Lucy *et al.*, 1998). Além disso, o stress da lactação desviou a ação de certos factores de crescimento, principalmente o fator de crescimento semelhante à insulina 1 (IGF-1), para o metabolismo e não para a reprodução, que são essenciais para a foliculogénese, o que resultou numa alteração da dinâmica folicular (Lucy *et al.*, 1992). Grunert (1993) observou que as vacas de alta produção eram mais susceptíveis ao atraso da ovulação. Assim, a menor RC nos animais de alta produção no presente estudo pode ser explicada pelo facto de o stress da lactação alterar as funções do hipotálamo-pituitário-ovariano (HPO), quer através de uma ação direta no eixo HPO, quer indiretamente através de alterações do metabolismo.

5.3 Concentração de progesterona no plasma após tratamento com GnRH

5.3.1 Na altura do estro

No presente estudo, a concentração de progesterona (P4) foi significativamente ($P<0{,}05$) mais elevada nos dias 12, 13 e 21 e não significativamente mais elevada nos dias 5 e 6 em búfalas tratadas com GnRH do que no controlo (Quadro 6), o que está de acordo com Lee *et al.* (1985) e Mee *et al.* (1993). No entanto, Lucy e Stevenson (1986), Ryan *et al.* (1994) e Taponen *et al.* (1999) observaram uma concentração mais baixa de P4 no período imediato de 7 dias após a injeção de GnRH quando administrada na altura do estro. O aumento da concentração de P4 no presente estudo após a administração de GnRH pode ser explicado pelos seguintes mecanismos possíveis.

A administração de GnRH no estro induz a libertação de LH e FSH em búfalas (El-Ghandour *et al.*, 1982 e Aboul-Ela *et al.*, 1983) e em bovinos (Britt *et al.* 1974), o que provoca a maturação dos folículos ováricos e a ovulação. O pico endógeno de LH no estro é vital para a ovulação e a luteinização das células da granulosa e da teca em células luteínicas para a produção de P4, que é necessária para a manutenção da gravidez (Handerson, 1979; Nakao *et al.*, 1984).

O aumento da concentração de P4 após o tratamento com GnRH no estro pode estar associado a um aumento do fornecimento do precursor de esterol do CL por uma elevação da ligação às lipoproteínas (Grummer e Carrol, 1988).

O aumento do nível de FSH no início da fase lútea (dia 1 a 8) após a administração de GnRH no estro, pode ter um papel luteotrófico e influenciar a secreção de P4 do CL em desenvolvimento (Mee *et al.*, 1993), Kimura *et al.* (1987) sugeriram que a formação tardia do CL, combinada ou não com uma menor secreção de P4 durante a fase lútea, pode ser uma das causas da repetição da reprodução (RB). O presente estudo indica que a secreção de P4 modulada por GnRH continuou a aumentar durante toda a fase lútea seguinte, especialmente em búfalas prenhes. O modo de ação da GnRH pode ser através do aumento ou da alteração da diferenciação da luteína teca ou da luteína granulosa no folículo pré e pós-vulatório e/ou pode atuar no desenvolvimento do CL para promover a conversão de pequenas células luteais em grandes células luteais, aumentando assim a secreção de P4 (Mee *et al.*, 1993).

5.3.2 No dia 5 do ciclo éstrico

Na presente experiência, a taxa de aumento da concentração plasmática de P4 do dia 6 ao dia 13 em búfalas tratadas com GnRH foi significativamente (P<0,05) superior à do controlo (Quadro 6 e Fig. 6), o que está de acordo com a observação de Erb *et al.* (1976) e Schmitt *et al.*

(1996c), mas diferem das conclusões de Whitemore e Vahadat (1980) e Martin *et al.* (1990).

A secreção de LH é essencial para o desenvolvimento de um CL totalmente funcional durante o metoestro (Peters *et al.*, 1994). A administração de GnRH no dia 5 do estro induz a ovulação do FWDF e a formação de corpos lúteos acessórios ou a luteinização do folículo maduro. Como resultado, a concentração plasmática de P4 aumenta, o que apoia a função do CL e provavelmente reduz a incidência de mortalidade embrionária precoce (Schmitt *et al.*, 1996b). Rusbridge *et al.* (1992) mostraram a formação de CL acessório em 75% das novilhas após um GnRH sintético no dia 6. No presente estudo, a elevação da concentração plasmática de progesterona após a administração de GnRH no dia 5 do ciclo estral pode ser devida à ação luteotrófica do CL original ou à luteinização de pequenos folículos. A modificação induzida do CL original pode ser devida à administração de GnRH, que contribui para um maior desenvolvimento do CL.

Além disso, a elevação da concentração de P4 pode dever-se à estimulação da diferenciação das células theca e granulosa em células luteais pequenas e grandes e a uma maior transformação das células luteais pequenas em células luteais grandes (Schmitt *et al.*, 1996a), que é responsável por 80% da produção de P4 no CL ovino (Niswender *et al.*, 1985).

5.3.3 No 12.o dia do ciclo éstrico

O resultado do presente estudo demonstrou claramente que a concentração de progesterona (P4) em búfalas tratadas com GnRH nos dias 12, 13 e 21 é mais elevada em búfalas prenhes e não prenhes do que no controlo (Quadro 7 e Fig. 7). Este facto corrobora as afirmações de Macmillan *et al.* (1986), Rettmer e Stevension (1991) e Ryan *et al.* (1994), onde estimaram uma maior concentração de P4 após a administração de GnRH na fase lútea média, mas diferente dos resultados de Mann e Lamming (1995b) e Mann *et al.* (1995), onde encontraram uma menor concentração de P4 a partir do 12º dia pós-inseminação após a administração de GnRH no 12º dia.

A administração de GnRH no dia 12 do ciclo éstrico resulta numa libertação de LH comparável ao pico pré-vulatório (Macmillan *et al.*, 1985; Bostedt e Okyere, 1988) que pode induzir a luteinização/atresia dos folículos (Macmillan e Thatcher, 1991), aumentando assim a concentração de P4 no dia 16, altura em que se espera que os corpos lúteos acessórios comecem a segregar quantidades mensuráveis de P4 (Mann *et al.*, 1995). O aumento da concentração de P4 no nosso estudo pode ser devido à P4 produzida pelos corpos lúteos acessórios, mas não pudemos confirmar devido à falta de instalações ultra-sonográficas.

A maior incidência de mortalidade embrionária em vacas leiteiras está associada a uma baixa concentração plasmática de P4 (Lukaszewska e Hansel, 1980; Lamming *et al.*, 1989). A progesterona induz alterações no ambiente uterino que conduzem ao crescimento e desenvolvimento do concepto (Geisert *et al.*, 1992) e, se um embrião não receber um estímulo suficiente mediado pela progesterona, o seu desenvolvimento pode ser prejudicado, tornando-o menos competente para produzir o sinal necessário para bloquear o desenvolvimento do mecanismo luteolítico. A progesterona também está envolvida no desenvolvimento do mecanismo luteolítico, inibindo o desenvolvimento dos receptores endormetriais de ocitocina (Vallet e Lamming, 1991; Lau *et al.*, 1992). Em animais com menor concentração de P4, a inibição do recetor de ocitocina é menos eficaz (Lamming e Mann, 1993) e o mecanismo luteolítico desenvolve-se mais cedo, dando menos tempo ao concepto para produzir interferão trofoblástico suficiente para bloquear adequadamente a luteólise.

No nosso estudo, o tratamento com GnRH reduziu o número de búfalas que voltaram ao estro dentro de 21 a 14 dias após a inseminação e pode sugerir-se que a GnRH estava a atuar para atrasar a regressão luteal. Este estudo também garante que a maior parte do desperdício de embriões em búfalas ocorre antes do 16º dia, o que foi compensado pela administração de GnRH no 12º dia.

Assim, a administração de GnRH no 12º dia do estro provoca uma redução da secreção de estradiol e um aumento da secreção de P4, o que reduz o estímulo ao desenvolvimento do mecanismo luteolítico. Perante um sinal luteolítico mais fraco devido a um nível mais elevado de P_4 , as hipóteses de um embrião evitar a luteólise aumentam e a RC é melhorada.

5.3.4 Nos dias 0, 5 e 12 do ciclo éstrico

O nível plasmático de progesterona no grupo tratado com GnRH foi significativamente mais elevado nos dias 5, 6, 12, 13 e 21 e mais baixo no dia 0 do ciclo éstrico do que no controlo (Quadro 6). Não existe informação comparável sobre o efeito do tratamento com GnRH nos dias 0, 5 e 12 na concentração de P4 em búfalas. Portanto, os resultados são comparados com o tratamento com GnRH em bovinos. Foi encontrado um nível elevado de progesterona no dia 7 após a administração de GnRh no estro (Mee *et al.*, 1993), durante 6 a 13 dias após a administração de GnRH no dia 5 (Erb *et al.*, 1976; Schmitt *et al.*, 1996b) e durante 12, 13 e 21 após a injeção de GnRH no dia 12 (Rettmer e Stevension, 1991; Ryan *et al.*, 1994 e Macmillan *et al.*, 1986). A razão para o aumento da concentração de progesterona foi descrita anteriormente.

O nível plasmático de P4 no controlo não gestante foi mais elevado no estro do que nas búfalas gestantes e não gestantes tratadas com GnRH (Quadro 7 e Fig. 7). Um nível mais elevado de P4 no estro pode induzir um período alargado de crescimento folicular de um único folículo dominante (Duchens *et al.*, 1995), o que subsequentemente leva a uma alteração da dinâmica folicular. Além disso, foi referido que um nível mais elevado de P4 no estro interfere com a libertação normal de LH nas vacas, quer diminuindo a secreção de GnRH, quer reduzindo a sua eficácia na pituitária anterior (Padmanavan e Convey, 1981).

BIBLIOGRAFIA

Aboul-Ela. M.B. e El-Keraby, F.E. (1986). O efeito do tratamento com um análogo de GnRH no desempenho reprodutivo pós-parto em vacas da raça frísia. *Anim. Reprod. Sci.,* 12: 99-107.

Aboul-Ela. M.B., El-Keraby, F.E e Chesworth, J.M. (1983). Variação sazonal na libertação de LH em resposta à GnRH no búfalo. *Anim. Reprod. Sci.,* 6: 229-232.

Ahmad, A., Agarwal, S.P., Agarwal, V.R., Rahman, S.A e Laumas, K.R. (1977). Steroid hormones : Part II Progesterone concentration in buffaloes. *Indian J. Exp. Biol.*, 15: 591-593.

Akinlosotu, B.A. e Wilder, C.D. (1993). Fertilidade e nível de progesterona no sangue após a superovulação induzida por LH-RH em cabras no anestro tratadas com FSH. *Theriogenology*, 40: 895-904.

Anderson, G.A e Malmo, J (1985). Taxa de gravidez de vacas que receberam hormona libertadora de gonadotrofinas sintética na altura dos serviços. *Australian Vet. J.,* 62: 222-224.

Appleyard, W.T. e Cook, B (1976). Efficiency of oestrus detection in dairy herds. *Vet. Rec.,* 99: 253-256.

Archbald, L.F., Sumrall, D.P. Tran, T., Kalpstein, E., Risco, C. e Chavatte, P. (1993). Comparação das taxas de gravidez de vacas leiteiras reprodutoras repetidas que receberam a hormona libertadora de gonadotrofinas antes ou durante a inseminação. *Theriogenology,* 39: 1081-1091.

Arora, R.C. e Pandey, R.S. (1982). Pattern of plasma progesterone oestradiol 17-beta, LH and androgen in non pregnant buffaloes (Bubalus bubalis). Ata. *Endocrinologia,* 100: 279-284.

Arora, S.P., Karthikeyen, K. e Sawhney, A.K. (1978). Progesterone level in peripheral blood plasma of normal buffaloes. *In 20th International Dairy Congress, Paris, França,* 26 de junho -30^{thth} , 1978.

Arunkumar (1997). Taxa de conceção em vacas Holstein x Sahiwal. *Indian J. Dairy Sci.*, 50: 302-306.

Baird, D.T. (1992). Controlo luteotrófico do corpo lúteo. *Anim. Reprod. Sci.,* 28: 95-102.

Balasch, J (1987). Insuficiência da fase lútea: Aspectos clínicos. *J. Steroid. Biochem,* 27: 393-397.

Ball, P.J.H. (1978). The relationship of age and state of gestation to the incidence of embryo death in dairy cattle. *Res. Vet. Sci.,* 25: 12-122.

Bamberg. E., Stockl, W., Arbeiter, K, Choi, H.S. e Mayer, P. (1975). Plasma progesterone level in normal cycling and pregnant brown cows. *Wiener Tieraezittiche Monatass chrift,* 62: 130-133 (c.f. Anim. Breed. Abstr., 44 : 1128).

Barkawi, A.H. e Aboul-Ela, M.B. (1987). Resposta de búfalas acíclicas e cíclicas ao tratamento com análogo de GnRH. *Buffalo. J.,* 2: 169179.

Batra, S.K. (1982). Estudos sobre as hormonas esteróides gonadais no sangue e no leite durante o ciclo estral e o início da gravidez em búfalas lactantes. *Resumos de tese. Hariana Agri. Univ.*

Batra, S.K., Arora, A.C., Bachlaus, N.K. e Pandey, R.S. (1979). Blood and milk progesterone in pregnant and non pregnant buffalo. *J. Dairy Sci.,* 62: 1390-1393.

Beck, N.F.G., Peters, A.R. e Williams, S.P. (1994). The effect of GnRH agonist (Buserelin) treatment on day 12 postmating on the reproductive performance of ewes. *Anim. Prod,* 58: 243-247.

Bentle, W. e Humke, R. (1976). Tierarztliche Umsehan, 31:218-252 [c.f. Schels, H.F. and Mostafawi, D (1978). The effect of GnRH on the pregnancy rate of artificially inseminated cows. *Vet. Rec.,* 103: 31-32].

Bentle, W. e Humke, R. (!987). Uso de Buserelin na fase lútea em vacas após a segunda ou terceira inseminação. *Anim. Breed. Abstr.,* 55 : 7503.

Bhosrekar, M (1973). Investigation into the incidence and causes of repeat breeding in dairy cattle at National Dairy Research Institute, Karnal (Hariana), *Indian Vet. J.*, 50: 418-429.

Bhosrekar, M.R., Inamdar, A.J., Joshi, B.M., Phadnis, Y.P., Lokhande, S.M. e Mangurkar, B.R. (1986). Treatment with a GnRH analogue (Buserelin) at mid-luteal phase in repeat breeding dairy cows. *Indian Vet. J.*, 63: 833-837.

Bolet, G(1986). Timing and extent of embryonic mortality in pigs, sheep and goats : genetic variability. In: Embryonic mortality in farm animals (ed-J.M. Sreenan and M.G. Diskin) *Martinus Nijhoff, Dordrech*, pp 1343.

Bostedt, H. e Okyere, K (1988). Efeito de uma única injeção de GnRH no 12° dia após a inseminação sobre a LH periférica e a progesterona em vacas reprodutoras repetidas. *Tierdrztliche Umschau*, 43: 421-429 (c.f. Br. Vet. J., 51 : 483).

Bostedt, H., Sellinger, M., Schuler, G. e Faibing, K (1995). Ovulação e gravidez após tratamento de vacas com buserelina ou um beta-bloqueador (carazolol) antes da inseminação. *Terarziliche-Umschau*, 50: 311-316.

Braun, U (1977). Teor de progesterona no plasma sanguíneo e no leite de vacas no início da gravidez. *Tese Zurich Univ. Switzerland.* 77pp (c.f. Anim. Breed. Abstr., 47 : 2244).

Britt, J.H., Kittock, R.J. e Harrison, D.S. (1974). Ovulação, estro e resposta endócrina após GnRH em vacas no início do pós-parto. *J. Anim. Sci.,* 39: 915-919.

Bulman D.C. e Lamming G.E. (1978). Factos que influenciam a atividade ovárica em vacas leiteiras no pós-parto. *Anim. Breed. Abstr.,* 46 : 4881.

Burle, P.M., Mangle, N.S., Kothekhar, M.D. e Kalorcy, D.R. (1995). Perfis bioquímicos do sangue durante vários estados reprodutivos do gado Sahiwal e Jersy x Sahiwal. *Livestock Adviser,* 20 : 13-20.

Castellanos, R, Faure, R. e Fernandez, O. (1983). Concentração plasmática de progesterona, estradiol 17-beta e LH em vacas durante o ciclo éstrico. *Revista de salud Animal,* 5: 217-221 [c.f. BEAST CD : 19892000].

Chauhan, F.S., Sharma, R.D. e Singh, G.B. (1983). Serum progesterone concentration in normal cycling and sub-oestrus buffaloes. *Indian J. Dairy Sci.,* 36: 28-33.

Chenault, J.R. (1990). Effect of Fertinrelin acetate or Buserelin on conception rate at first or second insemination in lactating dairy cows. *J. Dairy Sci.,* 73: 633-638.

Crow. A, Thatcher, W.W., Kalra, P.S. e Chenault, J.C. (1974). Nível plasmático periférico de progesterona, estradiol e LH antes e durante o estro em bovinos. *Arquivos da Escola de Veterinaria da Universidade Federal de Minus Gerais,* 26: 331-337 [c.f. BEASTCD : 1998-2000].

Coetzer, W.A., Niekerk, Van C.H., Morgenthal, J.C., Westhuysen e VanDer, J.M. (1978). Nível hormonal no plasma periférico de vacas Afrikaner. I. Nível de progesterona e LH durante o ciclo éstrico. *South African J. Anim. Sci.,* 8: 1-5.

Danell, B. (1988). Comportamento do estro, morfologia dos ovários e variação cíclica do sistema folicular e padrão endócrino em novilhas búfalas. Resumo de uma tese de doutoramento apresentada na Universidade de Uppsala, na Suécia. [c.f. *Anim. Breed. Abstr.,* 56 : 23-24.].

Dhabale, R.B. (1995). Microbial, hormonal and biochemical studies in repeat breeder bovines with special reference to therapeutic measures. *Tese de Mestrado, apresentada ao IVRI, Izatnagar, U.P., Índia.*

Dhabale, R.B. e Sharma, N.C. (1999). Incidence of repeat breeding at an organized crossbred cattle farm. ISSAR. XV. Convenção Anual e *Simpósio*

Nacional *sobre Biotécnicas na otimização da fertilidade em animais de criação*. 10-12 de fevereiro de 1999, PAU, Ludhiana, pp.64 (Abstr.).

Dixit, V.P. and Khar, S.K. (1982) Oestradiol and progesterone level in cows during oestrous cycle and early pregnancy. *Hariana Agri. Uni. J. Res.*, 12: 13-16.

Dizerega, G.S. e Hodgon, G.D. (1981a). Disfunção da fase lútea na infertilidade: uma sequência para a foliculogénese aberrante. *Fertl. Steril*, 35: 489499.

Dizerega, G.S. e Hodgon, G.D. (1981b). Foliculogénese no ciclo ovárico dos primatas. *Endocrinol. Rev*. 2: 27-33.

Dobrowolski, W., Snochowski, M. e Staszkiewiez, M. (1973). The level of progesterone in peripheral blood of cow during oestrous cycle. *Polskie archiwum Weteryine,* 16: 671-676 (c.f. anim. Breed. Abstr., 43 : 1060).

Dobson, H., Midmer, S.E. e Fitzpatick, R.J. (1975). Relação entre a concentração de progesterona no leite e no plasma durante o ciclo éstrico. *Vet. Rec.,* 96: 222-223.

D'Occhio, M.J., fordyee, G., Whyte, T.R. Aspden, W.J. e Trigg. T.E. (2000). Reproductive response of cattle to GnRH agonists. *Anim. Reprod. Sci.,* 60: 433-442.

Domeki, I e Nakahara, T. (1977). Nível de estrogénio e progesterona no plasma periférico durante o ciclo estral e o início da gestação. *Japanese J. Anim. Reprod.,* 23: 29-34.

Domeki, I, Nakahara, T., Yamanchi, M e Makino, T (1974). Radioimunoensaio da progesterona no plasma sanguíneo durante o ciclo éstrico das vacas. *Japanese J. Anim. Reprod,* 23: 29-34.

Domeki, I, Nakahara, T., Yamanchi, M e Makino, T. (1974).

Readiommunoassay of blood plasma progesterone during the oestrous cycle in the cows. *Japanese J. Anim. Reprod.,* 20: 95-100.

Drew, S.B. e Peters, A.R. (1994). Effect of buserelin on pregnancy rate (Efeito da buserelina na taxa de prenhez). *Vet. Rec.* 134: 267-269.

Duchens, M., Forsberg, M., Gustafsson, H., Edqvist, L.E. e Rodriguez-Martinez, H. (1995). Reproductive performance of heifers induced to oestrus asynchrony by suprabasal plasma progesterone levels. *Anim. Reprod. Sci.,* 39: 171-182.

EI-Ghandour, S.M., Azaouz, A, Mansour, S.A., Nasr, H. e Solimen, F.S. (1982). Effect of synthetic gonadotrophin-releasing hormone (Receptal) on induction of ovulation in Egyptian buffaloes. *Actas da sexta Conferência Internacional sobre Produção Animal e Avícola. Zagazig, Egipto,* 21-23 de setembro. Vol-I, 231-242.

EI-Sobhy, H.E., Khalil, F.A., Abdelaal, A.E., Sultan, Z.A. e EI-Fouly, M.A.(1987). Perfil de progesterona em vacas búfalas egípcias durante o ciclo ovulatório e a gravidez utilizando técnicas RIA. *In Proceed of the first conference of Agri. Dev. Research faculty of Agri. Anishams Univ. Cario* 19-21 Dez. 1987.

EI-Sobhy, H.E., Khalil, F.A, Abdelaal A.E. e EI-Fouly, M.A.(1988). Utilização do nível de progesterona no sangue periférico para estudar o padrão reprodutivo de búfalas egípcias. *Actas da reunião final de coordenação da investigação Rebat,* 23-27 de março de 1997, Viena, Áustria. [c.f. Anim. Breed, Abstr., 56 : 7459].

Erb, R.E., Garverick, H.A., Randal, R., Broon, B.L. e Callalian, C.J. (1976). Perfil das hormonas reprodutivas associadas à inseminação fértil e não fértil em vacas leiteiras. *Theriogenology,* 5: 227-242.

F.A.O. (1998). Livro do ano de produção. Itália, Roma.

Fernandes, L.C., Thatcher, W.W., Wilcox, C.J. e Call, E.P. (1978). Libertação de LH em resposta à GnRH durante o pós-parto de vacas leiteiras. *J. Anim. Sci.,* 46: 443-448.

Findlay, J.K. e Cumming, I.A. (1976). Aumento da taxa de ovulação em ovelhas após a administração de um análogo de LH-RH. *Biol, Reprod,* 15: 115-117.

Foot, R.H. e Riek, P.M. (1999). A hormona libertadora de gonadotrofina melhora o desempenho reprodutivo de vacas leiteiras com involução lenta do trato reprodutivo. *J. Anim. Sci.,* 77: 12-16.

Fray, M.D., Lamming, G.E. e Haresign, W. (1995). Indução da ovulação em ovelhas pós-parto acíclicas após infusão subcutânea contínua e de baixa dose de GnRH. *Theriogenology,* 43: 1019-1030.

Garverick, H.A., Erb, R.E., niswender, G.D. e Callahan, C.J. (1971). Esteróides reprodutivos em bovinos III mudanças durante o ciclo estral. *J. Anim. Sci.,* 32: 946-956.

Gatica, R., Ostensson, K e Vale, W.G. (1998). Melhoria da fertilidade em bovinos leiteiros. *Preceedings of the 4th SIPAR follow-up seminar on animal production and biotechnology for Latin America, Belem-Para-Brasil,* 826 February, 1998, Vol-I, pp.54-61.

Gaisert, R.D., Morgan, G.L., short, E.C. e Zavy, M.T. (1992). Eventos endócrinos associados à função endometrial e ao desenvolvimento do concepto em bovinos. *Reprod. Fertil, Dev.,* 4: 301-305.

Geo, V., Short, R.V. e Fletcher, T.P. (1988). Concentração de progesterona no plasma, saliva e leite de vacas em diferentes estádios reprodutivos. *Br. Vet. J.,* 144: 262-268.

Gonzalez, S.C., Madrid, B.N., Aranguren, M.J.A. e Chirinos, Z. (1999). Efeito do tratamento com GnRH na fase lútea média em vacas de raça de primeiro serviço e reprodutoras repetidas. *Revista-Cientifica, facultad-de-Ciencias- Veterinarias Universidal-del-Zulia.* 9 : 91-98.[c.f. BEASTCD : 19892000).

Gordon, I (1996). Controlled reproduction in cattle and buffaloes (Reprodução controlada em bovinos e búfalos). *CAB International Wallingford, Reino* Unido.

Grummer, R.R. e Carrol, D.J. (1988). A review of lipoprotein cholesterol metabolism : importance to ovarian function. *J. Anim. Sci.,* 66: 3160-3173.

Grunert, E (1993). Efeito da elevada produção de leite sobre a saúde e a fertilidade das vacas. *Monatshefte fur Veterinarmedizin,* 48: 239-245 (c.f. VETCD 19891998/11, AN : 932233480).

Grunert, E., Tholen, I. e Goldback, V. (1978). Influência da GnRH sintética na eficácia da IA em vacas. *Blue Book,* 28: 313-317.

Gustafsson, H., Larsson, K., Kindahi, H. e Madej, A.C. (1986). Alterações endócrinas sequenciais e comportamento durante o estro e metoestro em novilhas repetidas e virgens. *Anim. Reprod. Sci.,* 10: 261-273.

Hafez, E.S.E. (1987). Reprodução em animais de criação. 5th edn. Lea and Febiger, Philadelphia.

Handerson, K.M. (1979). Regulação gonadotrófica da atividade ovárica. *Br. Med. Bull,* 35: 161-166

Hervey, M.J.A., Renton, J.P., Salaheddine, M. e Roberson L. (1994). Ovarian and clinical response of cattle to Burserelin. *Vet. Rec.,* 134: 168171.

Henricks, D.M., Dickey, J.F. e Hill, J.R. (1971). Plasma progesterone and oestrogen level in cows prior to and during oestrus. *Endocrinology,* 89: 1350-1355.

Hoffmann, B., Gunzler, O., Hamburger, r e Schmidt, W(1976). A progesterona do leite como parâmetro de controlo da fertilidade em bovinos. Abordagens metodológicas e estado atual da aplicação na Alemanha. *Br. Vet. J.,* 132: 469-476.

Jlainudden, M.R., Sharifuddin, W e Ahmad, R.B. (1983). Elathionship of ovarian contents of plasma progesterone concentration in the swamp buffaloe (*Bublus bubalis*). *Vet. Res.,* 113: 369-372.

Janowski, T. (1988). Aplicação prática do ensaio de progesterona no leite de vacas. II controlo da oportunidade da inseminação e da atividade ovárica durante o estro. *Ata academia Agriculturae at Techicae Olstenesis.* 18: 73-82 (c.f. Anim. Breed. Abstr., 58 : 1472.).

Jimenez, F., Galina, C.S., Duchateau, A. Mavarrofierro, R. (1988). Níveis de LH, progesterona e estradiol 176 durante o estro natural e induzido por PGF2a em vacas Indo-Brasileiras e Pardo-Suíças nos trópicos. *Anim, Reprod. Sci.,* 16: 199-206.

Jonsson, N.N, McGowan, M.R., McGuigan, K., Davison, T.M., Hussain, A.M., Kafi M. e Matschoss, A (1997). Relação entre época de parto, estação do ano, carga térmica, balanço energético e ovulação pós-parto de vacas leiteiras em *ambiente subtropical. Anim. Reprod. Sci.,* 47: 315-326.

Jubb, T.F., Abhayaratne, D., Malmo, J. e Anderson, G.A. (1990). Failure of an intramuscular injection of an analog of GnRH 11-13 days after insemination in increase pregnancy rate in dairy cattle. *Aust. Vet. J.*, 67: 359.

Kanai, Y. e Shimizu, H. (1982). Concentração plasmática de LH, progesterona e cestradiol durante o ciclo estral em búfalas do pântano. *J. Reprod. Fertl.*, 70 : 507-510.

Karten, M.J. e River, J.E. (1986). Análogo da hormona libertadora de gonadotrofina. Estrutura-função para o desenvolvimento de agonistas e antagonistas: lógica e perspetiva [c.f. *Anim. Reprod. Sci.*, 60: 433442].

Kastelic, J.P. e maphetoff, R.J. (1998). Respostas foliculares ovarianas em vacas leiteiras tratadas com GnRH e cloprostenol. *Cand. Vet. J.*, 39: 107109.

Kaur, H. e Arora, S.P. (1984). Estimativa da produção de progesterona utilizando uma dose específica do nível de plasma sanguíneo em búfalas em ciclo. *J. Nuclear Agric. Biol.*, 13: 83-86.

Kimura, M., Nakao, T., Mariyoshi, M. e Kawata, K. (!987). Deficiência da fase lútea como uma possível causa de reprodução repetida em vacas leiteiras. *Br. Vet. J.*, 143: 560-566.

Kittock, R.J., Britt, J.H. e Convey, E.M. (1973). Endocrine response after GnRH in luteal phase cows and cows with ovarian follicular cyst. *J. Anim. Sci.*, 37: 985-989.

Lafi, S.Q. e Kaneene, J.B. (1988). Factores de risco e efeitos económicos associados à síndrome do criador repetido em bovinos leiteiros. *Vet. Bull*, 58: 891-903.

Lamming G.E. e Mann, G.E. (1993). A concentração de progesterona afecta o desenvolvimento do mecanismo luteolítico na vaca. *J. Reprod. Fertil. Abstr. Series.* 11: 8-17.

Lamming, G.E., Darwash, A.O. e Back, H.L. (1989). Função do corpo lúteo em vacas leiteiras e mortalidade embrionária. *J. Reprod. Fertil. (Suppl),* 37 : 245-252.

Lamond, D.R., Henricks, D.M., Hill, J.R. (Jr.) e Dickey, J.F. (1971). Breed differences in plasma progesterone concentration in the bovine during prooestrus. *Biol. Reprod.,* 5: 258-261.

Lau, T.M., Gow, G.B. e Fairclough, R.J. (1992). Differential effects of progesterone treatment on the oxytocin-induced prostaglandin F2a response and the levels of endometrial oxytocin receptors in ovariectomized ewes. *Biol. Reprod.,* 46: 17-22.

Lee, C.N., Critser, J.K. e Ax. R.L. (1985). Mudança de LH e progesterona para vacas leiteiras após GnRH na primeira reprodução pós-parto. *J. Dairy Sci.,* 68: 1463-1470.

Leslie, K.E., Bosu, W.T.K., Lissemore, K. e Kalteon, D. (1986). The effect of gonadotrophin-releasing hormone administration four (4) days after insemination on first service conception rate and corpus luteum function in dairy cows. Chand. *J. Vet. Res.,* 50: 184-187.

Lewis, G.S., Caldwell, D.W. e Rexroad, J.C.F. (1990). Effect of gonadotrophin releasing hormone and human chronic gonadotrophin on pregnancy rate in dairy cattle. *J. Dairy Sci.,* 73: 66-72.

Lucy, M.C. e Stevenson, J.S. (1986). Gondotrophin releasing hormone at oestrus : Luteinizing hormone, estradiol and progesterone during the periestrual and post insemination periods in dairy cattle. *Biol Reprod.,* 35: 300-311.

Lucy, M.C., Savio, J.D., Badinga, L., De La Sota, R.L. e Thatcher, W.W. (1992). Factores que afectam a dinâmica folicular do ovário em bovinos. *J. Anim. Sci.,* 70: 3615-3626.

Lucy, M.C., Weber, W.J., Banmgard, L.H., Seguin, B.S., Koenigsfeld, A.T., Hansen, L.B., Chester-Jones, H. e Crooker, B.A. (1998). Endocrinologia reprodutiva de vacas leiteiras em lactação seleccionadas para aumentar a produção de leite. *J. Dairy Sci.,* 81 (Suppl.1) : 246 (Abstr.).

Lukaszewska, J. e Hansel, W. (1980). Manutenção do corpo lúteo durante o início da gravidez na vaca. *J. Reprod. Fertil.,* 59 : 485-493.

Macmillan, K.L. e Clayton, D.G. (1990). Factores que influenciam o intervalo para o estro pós-parto e a taxa de conceção num rebanho gerido intensivamente. *Actas da Sociedade de Produção Animal da Nova Zelândia.* 40: 236239.

Macmillan, K.L., Taufa, V.K. e Day, A.M. (1986). Efeito de um agonista da hormona libertadora de gonadotrofinas (Buserelin) em bovinos. III Taxa de gravidez após uma injeção pós-inseminação durante o metoestro ou o diestro. *Anim. Reprod. Sci.,* 22: 1-10.

Macmillan, K.L., Day, A.M., Taufa, V.K., Gibb, M. e Pearce, M.G. (1985). Efeito de um agonista da hormona libertadora de gonadotrofinas

(buserelina) em bovinos. 1. Concentração hormonal e ciclo éstrico. *Anim. Reprod. Sci.,* 8: 203-212.

Mann, G.E. e Lamming, G.E. (1995a). Effect of treatment with Buserelin on plasma concentration of oestradiol and progesterone and cycle length in the cow. *Br. Vet. J.,* 151: 427-432.

Mann, G.E. e Lamming, G.E. (1995b). Inibição da progesterona no desenvolvimento do sinal luteolítico em vacas. *J. Reprod. Fertl.,* 104 : 1-5.

Mann, G.E., Lamming, G.E. e Fray, M.D. (1995). Plasma oestradiol and progesterone during early pregnancy in the cow and the effect of treatment with buserelin. *Anim. Reprod. Sci.,* 37: 121-131.

Martin, T.L., Swanson, L.V., Appell, L.H., Rowe, K.E. e Stormshak, E. (1990). Response of bovine CL to the increased secretion of LH induced by exogenous GnRH. *Domest. Anim. Endocrinol.,* 7: 27.

Martinez, J. e Thibier, M. (1984). Distúrbios reprodutivos em bovinos leiteiros: I Influência reprodutiva de rebanhos, estações do ano, produção de leite e paridade. *Theriogenology,* 21: 569-581.

Maurer, R.E. e Rippel, R.H. (1972). Response of cattle to synthetic gonadotrophin releasing hormone. *J. Anim. Sci,* 35: 249 (Abstr.).

Mcleod, B.J., Aaresign, W. e Lamming, G.E. (1982). Response of seasonally ancestrus ewes to small-dose multiple injection of GnRH with or without progesterone prereatment. *J. Reprod. Fertl.,* 65 : 223-230.

Mee, M.O., Stevenson, J.F., Alexander, B.M. e Sasser, R.G. (1993). Administration of GnRH at oestrus influences pregnancy in serum concentration of LH, FSH, oestradiol- 17P, pregnancy specific protein B and progesterone, proportion of luteal cell and in vitro production of progesterone in dairy cattle. *J. Anim. Sci.,* 71: 185-198.

Mee, M.O., Stevenson, J.S., Scoby, R.K. e Folman Y. (1990). Influência da GnRH e do momento da inseminação em relação ao estro na taxa de gravidez de vacas leiteiras no primeiro serviço. *J. Dairy Sci.,* 73:1500-1567.

Malvae, R.A., Murphy, B.D. e Hansel, W (1984). Prolongamento do ciclo estral bovino com análogo de GnRH. *Biol. Reprod.,* 31 : 664-670.

Moller, K e Fielden, E.D. (1981). Injeção prematura de um análogo da GnRH e taxas de gravidez até à primeira inseminação. *N.Z. Vet. J.,* 29: 214215.

Mori, J., Ouchi, K., Kowate, N. e Inaba, T. (1988). O análogo da GnRH leva a uma maior eficiência reprodutiva em vacas com membrana fetal retida. *Vet. Rec.,* 123: 352.

Nakao, T., Nasita, S., Tanaka, K, Hara, H., Suirakawa, J., Noshiro, H., Saga, N., Tsunoda, N. e Kawala, K. (1983). Melhoria da taxa de gravidez no primeiro serviço em vacas com análogo de GnRH. *Theriogenology,* 20: 111-119.

Nakao, T., Shirakawa, J., Tsurubayashi, M., Ohboshi, K., Abe, T., Sawamukai, Y., Saga, N., Tsunoda, N. e Kawata, K (1984). Um relatório preliminar sobre o tratamento da falha de ovulação em vacas com

Análogo de GnRH ou hCG combinado com inseminação. *Anim. Reprod. Sci.,* 7: 489-495.

Niswender, G.D., Schwall, R.H., Fit, T.A., Farin, C.F. e Sawyer, H.R. (1985). Regulação da função luteal em ruminantes domésticos: Novos conceitos. In: R.O. Greep, (Ed.). *Progressos recentes na investigação hormonal.* Vol.41, pp.101-151. Imprensa académica, Nova Iorque.

O'Farrell, K.J. (1982). Accuracy of heat detection based on progesterone levels. In animal production research report 1961, Dublin Irish Republic (1982), 59 : (c.f. *Anim. Breed. Abstr.,* 51 : 2820).

Padmanavan, V. e Convey, E.M. (1961). Progesterone inhibits the ability of oestradiol to increase basal and luteinizing hormone releasing hormone - induced LH release from bovine pituitary cells in culture : neither progesterone or oestradiol affects FSH release. *Endocrinol,* 109: 1091-1096.

Pahwa, G.S. e Pandey, R.S. (1983). Gonadal steroid hormones level in blood plasma and milk of primiparous and multiparons non pregnant and pregnant buffaloes. *Theriogenology,* 19: 491-505.

Pelletier, J. e Tiomonier, J. (1975). Interação entre o esteroide ovariano ou progestagénio e a libertação de LH. *Annales de Biologie animate Biochemie Biophysique,* 15: 131-146.

Peters, A.R. (1996). Mortalidade embrionária nas vacas. *Anim. Breed. Abstr.* 64: 585-598.

Peters, K.E., Bergfeld, E.G., Cup, A.S., Kojima, F.N., Mariscal, V., Sanchez, T., Wehrman, M.E., Gortjan, H.E., Hamernik, D.L., Killok, R.J. e Kinder, J.E. (1984). Luteinizing hormone has a role in development of fully functional corpora lutea (CL) but is not required to maintain CL function in heifers. *Biol. Repord.,* 51: 1248-1254.

Phatak, A.P., Whitmore, H.L. e Brown, M.D. (1986). Effect of gonadotrophin releasing hormone on conception rate in repeat breeder cows. *Theriogenology.* 26: 605-609.

Pinho, T.G.De.(1988). Concentração de progesterona plasmática durante o ciclo estral e no início da gestação em bovinos cruzados (Bos Taurus x Bos indicus). Revista da Faculdade de Medicina Veterinaria e Zootechia da *Universidade de Sao Paulo.* 25: 324-325 (c.f. Anim. Breed. Abstr., 58 : 4270).

Pope, G.S., Gupta, S.K. e Munro, I.B. (1969). Progesterone level in the systemic plasma of pregnant, cycling and overiectomized cows. *J. Reprod. Fertl.* 20: 369-391.

Quirke, J.F., Jennings, J.J., Hansahan, J.P. e Gosling, J.P. (1979). Oestrus, tempo de ovulação, taxa de ovulação e taxa de conceção em ovelhas tratadas com progestagénio que receberam GnRH, análogo de GnRH e gonadotrofinas. *J. Reprod. Fertl.* 56: 479-488.

Rajamahendra, R. e Sianangama (1992). Efeito da hCG nos folículos dominantes em vacas: formação de corpos lúteos acessórios, produção de progesterona e taxa de gravidez. *J. Reprod. Fertl.* 95: 577-584.

Ranjhan, S.K. (1999). Efficient production and processing of buffalo meat for domestic need and export (Produção e transformação eficientes de carne de búfalo para necessidades domésticas e exportação). No seminário nacional sobre o desenvolvimento sustentável de búfalos para leite, carne e projeto, realizado de 14 a 16 de outubro de 1999, Karnal, Índia.

Rao, A.R. e Rao, K.S. (1984). Melhoria da taxa de conceção em búfalas após a administração de Receptal. Indian *Vet. J.*, 61: 813.

Rao, L.V. e Pandey, R.S. (1982). Seasonal changes in plasma progesterone concentration in buffalo cows (Bubalus bubalis) *J. Reprod. Fertl.* 66: 57-61.

Rettmer, I. e Stevenson, J.S. (1991). Respostas endócrinas e alterações ováricas em novilhas leiteiras criadas após uma injeção a meio do ciclo de um agonista da GnRH. *J. Anim. Sci.,* 69: 396 (Abstr.).

Rettmer, I., Stevenson, J.S. e Corah, L.R. (1992). Respostas endócrinas e alterações ováricas em novilhas leiteiras inseminadas após uma injeção de um agonista da GnRH 11 a 13 dias após o estro. *J. Anim. Sci.,* 70: 508-517.

Robertson, H.A. (1972). Sequential changes in plasma

progesterone in the cow during oestrous cycle, pregnancy, at parturition and post partum. *Can. J. Anim. Sci,,* 52 : 6745-658.

Rodger, L.D. e Stormshak, F. (1986). Gonadotrophin-releasing hormone induced alternation of bovine corpus luteum function. *Biol. Reprod.,* 35: 149-156.

Rosenberg, M., Chun, S.Y., Kaim, M., Herz, Z e Folman, Y. (1991). The effect of GnRH administered to dairy cows during oestrus on plasma LH and conception in relation to the time of treatment and insemination. *Anim. Reprod. Sci.,* 24: 13-24.

Rastogi, S.K. e Agarwal, S.P. (1988). Breed difference in serum steroid hormones during oestrous cycle. *Indian J. Anim. Sci.,* 58: 1402-1406.

Rusbridge, S.M., Bramley, T.A. e Webb, R. (1992). A comparison of GnRH induced corpora lutea and spontaneously formed CL in heifers. *J. Reprod. Fertl. Abstract Series,* 9: (Abstr).

Ryan, D.P., Snijders, S., Condow, T., Grealy, M., Sreenan, J. e O'Farrell, K.J. (1994). Respostas endócrinas e ováricas e taxas de gravidez em vacas leiteiras após a administração de um análogo da hormona libertadora de gonadotrofinas na altura da IA ou a meio do ciclo após a inseminação. *Ani, Reprod. Sci.,* 34: 179-191.

Sanwal, P.C., Varshney, V.P., Pandey, J.K., Sharma, N.C. e Rahman, M. (1980). Peripheral plasma level of progesterone in buffaloe during oestrous cycle and early pregnancy. *Indian J. Anim. Sci.,* 50: 480-482.

Sarastsis, P., Schmidt, A.B., Ypsilantis, P., Brozos, C. e Demertizis, A. (1998). Effect of Buserelin on corpus luteum activity and the fertility of dairy cows. Deltion-tes-Ellewikes-Kteniatrikes-Etaireias (1998). *Boletim da Sociedade Médico-Veterinária Helénica,* 49: 34-38.

Schels, H.F. e Mostafawi, D. (1978). The effect of GnRH on the pregnancy rate of artificially inseminated cows. *Vet. Rec.,* 103: 31-32.

Schmitt, E.J.P., Barros, C.M., Fields, P.A., Fields, M.J., Diaz, T., Kluge, J.M. e Thatcher, W.W. (1996a). Um sistema celular e endócrino

Caracterização do corpo lúteo original e induzido após a administração de um agonista da GnRH ou de hCG no quinto dia (5) do ciclo éstrico. *J. Anim. Sci.,* 74: 1951-1929.

Schmitt, E.J.P., Drost, M., Diaz, T., Roomes, C. e Thatcher, W.W. (1996c). Efeito de um agonista da GnRH no recrutamento de folículos e na taxa de gravidez em bovinos. *J. Anim. Sci.,* 74: 154-161.

Santhikumar, P e Rajasekar, P (1998). Taxa de gravidez em vacas reprodutoras repetidas tratadas com GnRH e hCG com distúrbios ovulatórios. *Indian Vet. Med. J.,* 22: 93-94.

Sheldon, I.M. e Dobson, H. (1993). Efeitos da GnRH administrada 11 dias após a inseminação sobre a taxa de prenhez de bovinos ao primeiro serviço e a serviços posteriores. *Vet. Rec.,* 133: 160-163.

Singh, C. e Madan, M.L. (1998). Hypophyseal and Gonadal response to GnRH in buffalo heifers. *Asian Aust. J. Anim. Sci.,* 11: 416-421.

Snedecor, G.W. e Cochran, W.G. (1989). *Statistical methods, 6th edn. The Iowa State University Press, Ames, Iowa, EUA.*

Stevenson, J.S., Call E.P., Scobby, R.K. e Phatak, A.P. (1990). Double insemination and gonadotrophin-releasing hormone treatment of repeat breeding dairy cows. *J. Dairy Sci.,* 70: 1766-1772.

Stevenson, J.S., Frantz, K.D. e Call, E.P. (1988). Taxas de conceção em reprodutores repetidos e gado leiteiro com estro não observado após PGF2a e GnRH. *Theriogenology,* 29: 451-460.

Sunderason, D. (1978). O papel dos búfalos melhorados no desenvolvimento rural. Actas do seminário FAO/SIDA sobre reprodução de búfalos e I.A. realizado em Karnal, Índia.

Takkar, O.P., Singh, M. e Verman, P.N. (1983). Progesterone levels vis-a-vis anoestrum in buffloes concurrent with profile during stages of oestrous cycle. *Indian J. Dairy Sci.,* 2: 125-128.

Tanabe, T.Y., Deaver, D.R. e Hawk, H.W. (1994). Effect of gonadotrophin releasing hormone on oestrus, ovulation and ovum cleavage at the time of the postcoital test. *Fertil. Steril,* 55: 513-515.

Taponen, J., Katila, T. e Rodriguez-Martinez, H. (1999). Induction of ovulation with gonadotrophin releasing hormone during proestrus in cattle : influence on subsequent follicular growth and luteal function. *Anim. Reprod. Sci.,* 55: 91-105.

Terblance, H.M. e Labuschague, J.M. (1981). Plasma progesterone in cattle. 2 level during the oestrous cycle, pregnancy and parturition. *J. South African Vet. Asso.,* 52 : 187-189.

Thatcher, W.W. e Wilcox, C.J. (1973). Post partum oestrus as an indicator of reproductive status in the dairy cows. *J. Dairy Sci.,* 56 : 608.

Thatcher, W.W., Drost, M., Savio, J.D., Macmillan, K.L., Entwistle, K.W., Schmitt, E.J.P., De La Sota, R.L. e Morris, G.R. (1993). New Clinical use of GnRH and its analogue in cattle. *Anim. Reprod. Sci.,* 33: 27-49.

Thatcher, W.W., Macmillan, K.L., Hansen, P.J. e Drost, M. (1989). Conceito de regulação da função do corpo lúteo pelo concepto e folículos ovarianos para melhorar a fertilidade. *Theriogenology,* 39: 149-164.

Thibler, M. e Rakotonanahary, A. (1977). Nível de progesterona plasmática no momento da inseminação artificial em relação à fertilidade em vacas leiteiras. Elevage et insemination. 159 : 3-10 (c.f. *Anim. Breed. Abstr.,* 47 :

708).

Thibier, M, Gonffe, D., Jean, O., Valogues, J., Daunizeau, A. e Humblot, P. (1985). Melhoria da taxa de recuperação e da qualidade dos enbryos em vacas reprodutoras repetidas através da utilização de uma injeção de análogo de GnRH na fase lútea média antes da reprodução. *Theriogenology,* 24: 725-736.

Thompson, F.N., Clekis, T., Kiser, T.E., Chen, H.J. e Smith, C.K. (1980). Serum progesterone concentration in pregnant and non pregnant heifers and after gonadotropin releasing hormone in luteal phase heifers. *Theriogenology,* 13: 407-417.

Twagiramungu, H., Guilbault, L.A., Dafaur, J. (1995). Sincronização das ondas foliculares ovarianas com uma GnRH contra para aumentar a precisão do estro em bovinos: uma revisão. *J. Anim. Sci.,* 73: 3141-3151.

Ullah, G., Fuquay, J.W., Keawkhong, T., Clask, B.C., Pogue, D.E. e Murphy, E.J. (1996). Effect of GnRH at oestrus on subsequent luteal function and fertility in lactating Holstein during heat stress. *J. Dairy Sci.,* 79: 1950-1953.

Vallet, J.L. e Lamming, G.E. (1991). Ovine conceptus secretory proteins and bovine recombinant interferon 1a decrease endometrial oxytocin recetor concentration in cyclic and preogesterone treated ovariectomized ewes. *J. Endocrinol,* 131: 475-482.

Vamerzani, A.A., Dubey, B.M. e Arneja, D.V. (1997). Effect of GnRH and age on pregnancy rate of crossbred cows. *Indian J. Anim. Prog. Mgmt.,* 13: 25-27.

Webb, R., Gong, J.G., Law, A.S. e Rubsridge, S.M. (1992). Controlo da função ovárica em bovinos. *J. Anim. Reprod. Fertl., (Suppl),* 45 : 141-156.

Werth, L.A., Whittier, J.C., Azzam, S.M., Deutscher, G.H. e Kinder, J.E.

(1996). Relationship between circulatin progesterone and conception at the first postpartum oestrus in young primiparous beef cows. *J. Anim. Sci.,* 74: 616-619.

Whitemore, H.L. e Vahadat, F. (1980). O efeito da GnRH na taxa de prenhez e na concentração de progesterona no leite. *Proc. 9th Int. Cong. Anim. Reprod. And AI* 4: 317-319.

Wilks, J.W., Hodgen, G.D. e Ross, G.T. (1976). Defeito da fase lútea no macaco rhesus: o significado nos rácios séricos de FSH: LH. *J. Clin. Endocrinol. Metab.,* 43 : 1261.

Williamson, N.B., Morris, R.A., Blood, D.C., Cannon, C.M. e Wright, P.J. (1972). A study of oestrus behavior and oestrus detection method in a large commercial herd II oestrus sign and behavioural pattern. *Vet. Rec.,* 91: 58-62.

Zain, A.E. e Nakao, T. (1996). Taxa de gravidez em búfalas reprodutoras repetidas após a administração de acetato de fertirelina (análogo de GnRH) no momento da inseminação ou no meio do ciclo após a inseminação. *Procedimentos do 2nd Congresso da ABA, 9-12 de outubro, Filipinas,* pp.221.

Zain, A.E.D. e Mousa, M.T. (1999). O efeito da fase da época de reprodução e da administração de acetato de fertirelina (análogo da GnRH) após o acasalamento na atividade ovárica e na fertilidade de borregas. *Assiut-Veterinary-Medical-J.* 42: 83, 353-370.

Sobre o autor

O Dr. Durgadas Mandal, autor deste manuscrito, pertence à aldeia de Rajakata no distrito de Bankura, Bengala Ocidental. Foi aprovado no exame Madhyamik em 1992 pelo Conselho de Educação Secundária de Bengala Ocidental e no exame secundário superior em 1994 pelo Conselho de Educação Secundária Superior de Bengala Ocidental. Posteriormente, foi admitido na Faculdade de Ciências Veterinárias, onde obteve o grau de

B.V.Sc&A.H. em 1999, na Universidade de Ciências Animais e das Pescas de Bengala Ocidental. Durante o seu programa B.V.Sc & A.H., recebeu um certificado de bolsa de estudo nacional. No ano de 1999, o autor ingressou no programa de mestrado na disciplina de Ginecologia e Obstetrícia Veterinária no Instituto Indiano de Investigação Veterinária, que concluiu em junho de 2001. Foi selecionado para a Bolsa de Investigação Júnior do Conselho Indiano de Investigação Agrícola para continuar os seus estudos de pós-graduação. É membro vitalício da Sociedade Indiana para o Estudo da Reprodução Animal.

Endereço permanente :

Dr. Durgadas Mandal
S/o Sr. N.C. Mandal
1B, Unique Labannya
Salua Mondalpara, Rajarhat-Gopalpur
Kolkata- 700136 Bengala Ocidental, Índia
Telefone: 9474018788
Correio eletrónico : mandaldurgadas@gmail.com

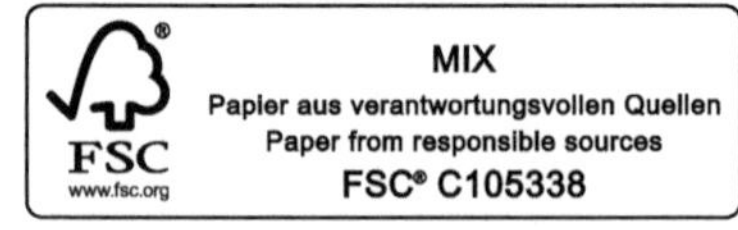

Printed by Books on Demand GmbH, Norderstedt / Germany